KROP
AKUPUNKTUR
KLINISK BEHANDLING
针炎临床治疗

Sumiko Knudsen
Ph.D
Practitioner.DK

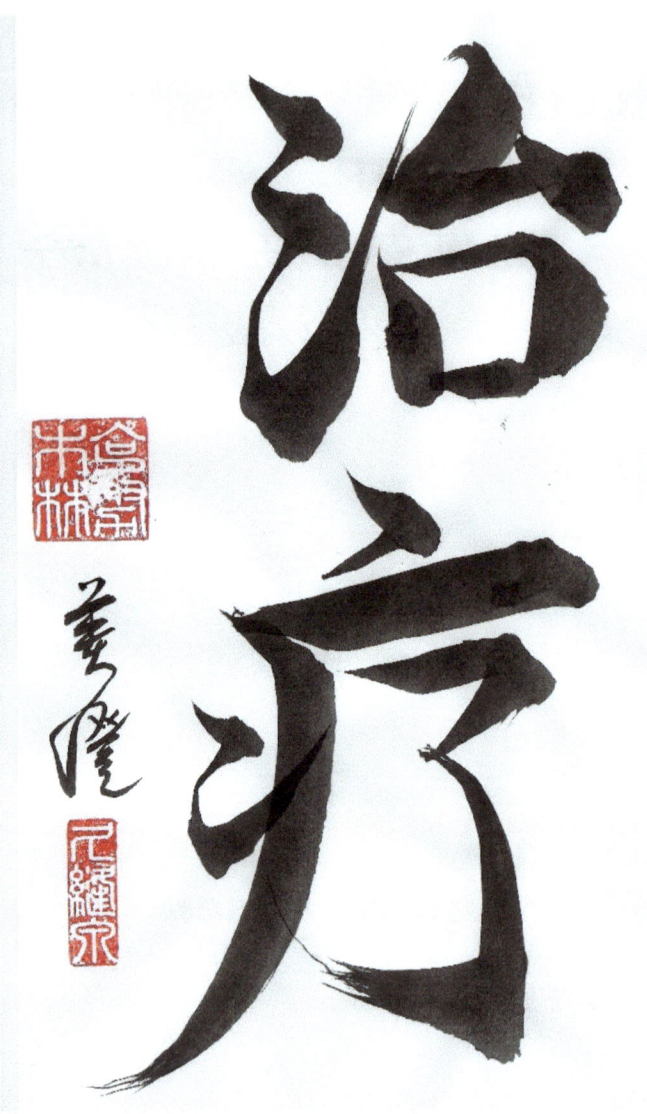

Forlag: BoD – Books on Demand, København, Danmark
Tryk: BoD – Books on Demand, Norderstedt, Tyskland

ISBN: 9788743030782

4

INDHOLD

INDLEDNING

I terapi med akupunktur er akupunktur punkter de steder, hvor akupunkturnål anvendes til behandling af sygdomme. Denne placering af akupunkturpunkter og det terapeutiske resultat er relateret.

Behandlingen udføres ved at indsætte tynde engangsnåle i specifikke punkter som svarer til de indre organer. På denne måde aktiveres kroppen med strøm af Qi (energi).

Denne bog guider efter principperne for punkter i akupunktur og kombination af punkter, og den gør det nemt at finde akupunkturpunkter for sygdomme. Det introducerer mere end 100 almindelige sygdomme, og den er praktisk at bruge.

Placeringen af akupunkturpunkter er bestemt relateret til fysiologiske funktioner.

Stimulering af akupunkter i meridianer i det berørte område kan være effektivt og stimulere meridianpunkter for hver sygdom til at nærme sig det berørte område. Stimulering gennem akupunkturpunkter kan korrigere ubalance og blokeringer i strømmen af energi for at genoprette helbredet.

Sumiko Knudsen 克努森澄子

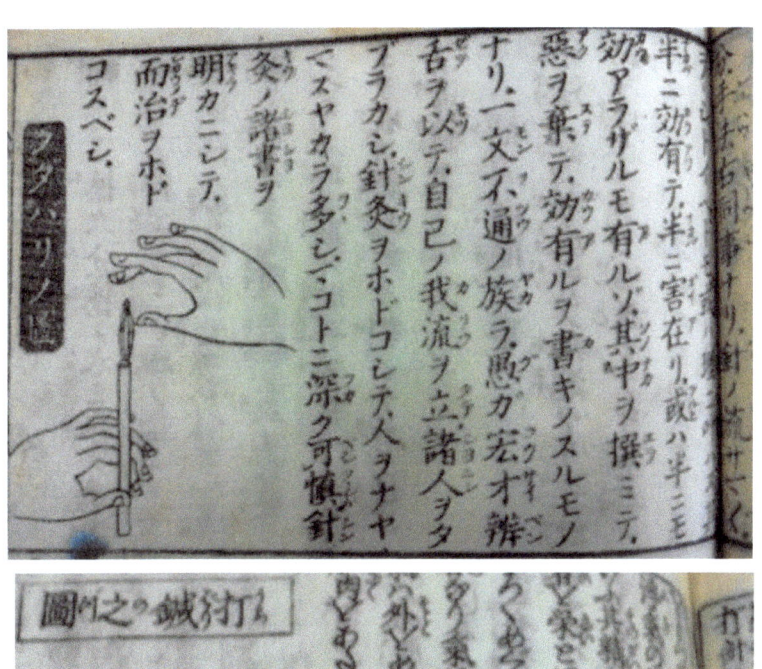

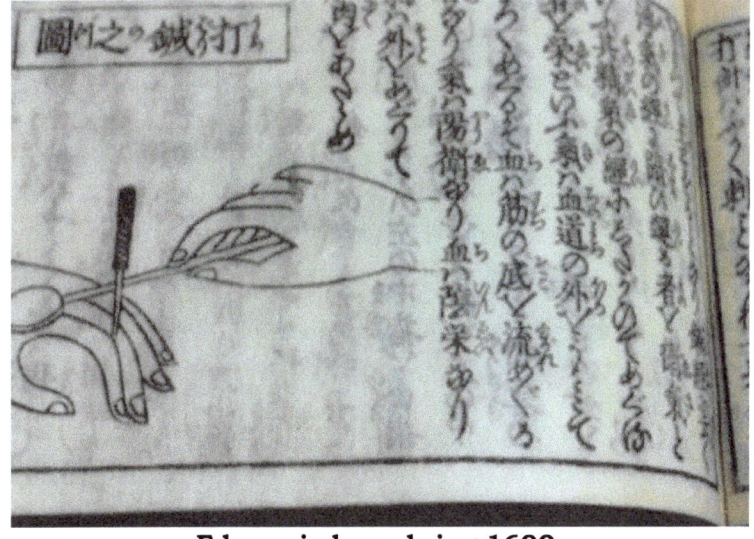

Edo periode omkring 1600

KAPITEL 1 Intern medicin
- I alfabetisk rækkefølge -

1-1 Mavesmerter 腹痛 Futong

- **Symptomer**

1. Intern Ophobning af Kulde:
   Pludselig voldsom smerte, som reagerer på varme og forværres af kulde. Andre manifestationer inkluderer løs afføring, rigelig urin, hvid belagt tunge, dyb spændt eller dyb langsom puls.

2. Tilbageholdelse af Mad:
   Udspiling og smerter i mave og epigastrium som kan forværres af tryk, dårligt opstød og surhed. Mavesmerter kan ledsages af diarré og lindres efter afføring. Tungen er klæbrig belagt, pulsen ruller.

- **Behandling**

   Recepter
1. Akkumulering af Kulde i det Indre

REN-12 (Zhongwan 中脘), REN-8 (Shenque 神闕)，ST-36 (Zusanli 足三里)

2. Tilbageholdelse af Mad

Recepter
REN-10 (Xianwan 下脘), ST-21 (Liangmen 梁門), (Gongsun 公孫), ST-36 (Zusanli 足三里)

3. Mangel på Milt og Yang

Recepter
BL-20 (Pishu 脾俞), BL-21 (Weishu 胃俞), REN-12 (Zhongwan 中脘), REN-4 （Guanyuan 关元）, REN-6 (Qihai 气海), LIV-13 (Zhangmen 章门)

- **Tilføjelse**

Smerter over Navle
REN-10 (Xiawan 下脘), ST-36 (Zusanli 足三里)

Smerter omkring Navlen
ST-25 (Tianshu 天枢), REN-6 (Qihai 气海)

Smerter i Underliv

REN-4 (Guanyuan 关元), SP-6(Sanyinjiao 三阴交)

- **Bemærkninger**

Ved akut og alvorlige mavesmerter er det nødvendigt at have overvågning af patienten, og der bør bruges andre terapeutiske foranstaltninger.

- **Øreakupunktur**
Tyktarmen, Tyndtarmen, Shenmen, Subcortex, Milt

1-2 Mave udspiling 腹胀 Fuzhang

- **Symptomer**

1. Overskydende Type
Den vedvarende udspilning og mæthed i maven, som også kan forårsage mavesmerter, forværres ved presning. Det ledsages af opstød, dårlig ånde, mørkegul urin, forstoppelse eller lejlighedsvis feber og opkastning, gul tyk

belægning af tungen og glat hurtig og kraftig puls.

2. Mangel Type
Det ledsages af borborygmus, løs afføring, dårlig appetit, generel sløvhed, dårligt humør, klar urin, bleg tunge med hvid belægning og svag puls.

- **Behandling**

1. Overskydende Type
Recepter
REN-12 (Zhongwan 中脘), ST-25 (Tianshu 天樞), ST-36 (Zusanli 足三里), ST-37 (Shangjuxu 上巨虚)

2. Mangel Type
Recepter:
REN-11 (Jianli 建里), REN-4 (Guanyuan 关元), ST-25 (Tianshu 天枢), ST-36 (Zusanli 足三里), SP-3 (Taibai 太白)

- **Bemærkninger**

Mavens udspiling skyldes hovedsageligt nedsat milt og mave på grund af uregelmæssig eller overdreven madindtagelse, hvilket resulterer i dysfunktion af transport og transformation. Madretentionen danner og forhindrer Qi-mekanismen, hvilket giver anledning til en udspilet fornemmelse i maven.

- **Øreakupunktur**

  Milt, Mave, Tyktarm, Tyndtarm, Sympatisk, Subcortex

1-3 Angina Pectoris 心绞痛 Xinjiaotong

- **Symptomer**

1. Angina Pectoris er det vigtigste syndrom ved koronar aterosklerotisk kardiopati. De vigtigste kliniske manifestationer inkluderer paroxysmal smerte eller undertrykt følelse i det prækordiale område, der udstråler til venstre skulder, venstre arm eller til hals og strube. Det induceres af fysisk anstrengelse, følelsesmæssig forstyrrelse, overspisning eller

anfald af kulde og lindres af hvile og behandling.

- **Behandling**

Recepter
P-6 (Neiguan 内关), P-4 (Ximen 郄门), Ren-17 (Danzhong 膻中), ST-36 (Zusanli 足三里), BL-44 (Shentang 神堂)

1-4 Astma 哮喘 Xiaochuan

- **Symptomer**

1. Vind-Kulde i Lungerne:
   De hovedmanifestationer inkluderer svært åndedræt, hoste med åndenød og hvæsende lyd i halsen, tyndt sputum af hvid farve, kolde lemmer uden sved, grålig ansigtshud, hvid eller hvid fedtet belægning på tungen og overfladisk anspændt eller overfladisk glat puls. Det kan ledsages af kulderystelser, feber, hovedpine.

2. Slim-Varme Tilbageholdelse i Lungerne:
De hovedmanifestationer inkluderer overfladisk vejrtrækning, stærk og grov stemme, hoste med tyk gul sputum, tilstoppet fornemmelse i brystet og epigastrisk region. Det ledsages af feber, mundtørhed, tørst med ønske om kolde drikke, gul fedtet eller klæbrig belægning på tunge og hurtig glat puls.

- **Behandling**

1. Vind-Kulde i Lungerne.

Recepter
LU-7 (Lieque 列缺), BL-13 (Feishu 肺俞), BL-12 (Fengmen 风门), ST-9 (Renying 人迎), EX-B1 (Dingchuan 定喘)

2. Slim-Varme i Lungerne

Recepter
LU-5 (Chize 尺泽), LU-6 (Kongzui 孔最), DU-14 (Dazhui 大椎), ST-40 (Fenglong 丰隆), LI-4 (Hegu 合谷), REN-17 (Danzhong 膻中)

- **Bemærkninger**

Denne tilstand inkluderer astma, astmatisk bronkitis, obstruktiv lungeemfysem og dyspnø. Ved svær dyspnø er det nødvendigt at have en kombineret behandling.

- **Øreakupunktur**

Lunge, luftrør, Subcortex, Sympatisk, Binyrerne, Shenmen, Endokrin

- **Empirisk akpunkturpunkter**

DU-20 (Baihui 百会), DU-14 (Dazhui 大椎), REN-17 (Shanzhong 膻中), Ren-19 (Zigong 子宫), LU-1 (Zhongfu 中风), LU-2 (Yunmen 云门), Ren-9 (Shuifen 水分), ST-25 (Tianshu 天枢), LU-5 (Chize 尺泽), LU-7 (Lieque 列缺), SP-10 (Xuehai 血海), SP-9 (Yinlingquan 阴陵泉), KI-3 (Taixi 太溪), ST-41 (Jiexi 解溪), LIV-3 (Taichong 太冲), ST-40 (Fenglong 丰隆)

1-5 Aphonia 失音 Shiyin

- **Symptomer**

1. Overskydende type

(1) Vind-Kulde
Den pludselige hæshed af stemmen er ledsaget af svær hoste, fylde i brystet, tilstoppet næse, kulderystelser, feber, hovedpine med tynd hvid belægning på tungen og overfladisk puls.

(2) Slim-Varme
Den pludselige svage stemme eller husky stemme ledsages af hoste, gult spyt, ondt i halsen, tør næse, feber, tørst, tynd gul belægning på tungen og hurtig overfladisk puls.

(3) Qi-Stagnation
Den pludselige aphonia, der ofte fremkaldes af følelsesmæssig forstyrrelse som sorg, sorg, depression eller vrede, synes paroxysmal. Det ledsages af rastløshed, irritabilitet, kvælende fornemmelse i brystet eller følelse af fremmedlegeme i halsen, tynd gul belægning på tungen og tynd puls.

2. Mangelfuld Type
Den progressive aphonia ledsages af tør hals, tørst, tidevandsfeber, nattesved, tør hoste, hjertebanken, svimmelhed, tinnitus, rød tunge med mindre belægning og tynd hurtig puls.

- **Behandling**

  Recepter
1. Overskydende Type

(1) Vind-Kulde
LU-7 (Lieque 列缺), LI-4 (Hegu 合谷), LI-17 (Tianding 天鼎), ST-9 (Renying 人迎)

(2) Slim-Varme
LU-10 (Yuji 鱼际), ST-40 (Fenglong 豐隆), ST-9 (Renying 人迎), LI-17 (Tianding 天鼎), REN-22 (Tiantu 天突)

(3) Qi Stagnation
LIV-3 (Taichong 太冲), SJ-6 (Zhigou 支沟), SJ-1 (Guanchong 关冲), ST-9 (Renying 人迎)

2. Mangelfuld Type

LU-10 (Yuji 鱼际), LU-7 (Lieque 列缺), ST-9 (Renying 人迎), KI-6 (Zhaohai 照海), KI-3 (Taixi 太溪)

- **Bemærkninger**

  Patienten skal tage mad med let smag, og alle slags krydret og stegt mad bør undgås, såsom peber, hvidløg, forårsløg og stegt mad.

- **Øreakupunktur**

  Lunge, Nyre, Hals Trochea, Tyktarm

1-6 Blindtarmsbetændelse 阑尾炎 Lanweiyan

- **Symptomer**

  Der er hovedsagelig smerter i midten af navlen eller omkring navlen i højre underliv. Det ledsages af feber, kvalme diarré, opkastning, udspænding, hurtig puls.

- **Behandling**

  Recepter
  Ashi punkt (阿是)
  ST-25 (Tianshu 天枢), ST-37 (Shangjuxu 上巨虚), EX-LE6 (Lanwei 阑尾)

  Fever
  LI-4 (Hegu 合谷), LI-11 (Quchi 曲池)
  Vomitting:
  ST-44 (Neiting 内庭), REN-12 (Zhongwan 中脘)

  Udspiling af Maven
  SP-15 (Daheng 大横), REN-6 (Qihai 气海)

- **Bemærkninger**

Det refererer til tarmabscess (Changyong 肠 痈).

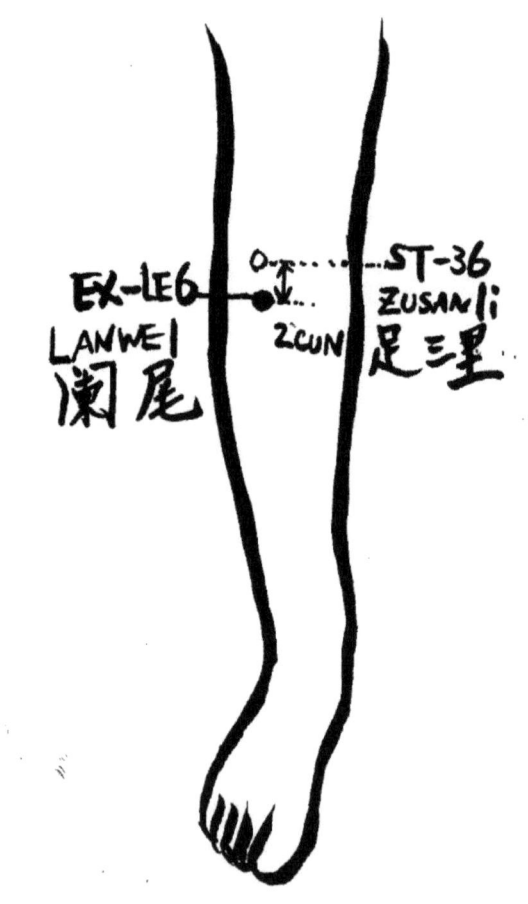

1-7 BI-syndrom 痹症 Bizheng

- **Symptomer**

  Hovedsymptomet er artralgi, herunder ømhed og følelsesløshed i kroppens lemmer, led og muskler, især i håndled, albue, knæ og ankel. I langvarige tilfælde kan der opstå sammentrækning af ekstremiteterne eller endda hævelse eller deformitet af leddene.

- **Bihandling**

  Recepter: Baseret på syg/smerte område.
  Skulder
  LI-15 (Jianyu 肩髃), SJ14 (Jianliao 肩髎), SI-10 (Naoshu 臑俞), LI-4 (Hegu 合谷)

  Albue:
  LI-11 (Quchi 曲池), SJ-10 (Tianjing 天井), LU-5 (Chize 尺泽), SJ-5 (Waiguan 外关)

  Håndled
  LI-5 (Yangxi 阳溪), SJ-4 (Yangchi 阳池), SJ-5 (Waiguan 外关), SI-4 (Wangu 腕骨)

Hofte
GB-30 (Huantiao 环跳), GB-29 (Juliao 居髎),
GB-39 (Xuanzhong 悬钟)

Knæ
ST-34 (Liangqiu 梁丘), SP-10 (Xuehai 血海), SP-9 (Yinlingquan 阴陵泉), GB-34 (Yanglingquan 阳陵泉), EX-LE4 (Xiyan 膝眼)

Ankel
ST-41 (Jiexi 解溪), SP-5 (Shangqiu 商丘), BL-60 (Kunlun 昆仑), KI-3 (Taixi 太溪), GB-40 (Qiuxu 丘墟)

Lændeområde
DU-3 (Yaoyangguan 腰阳关), DU-12 (Shenzhu 身柱), DU-14 (Dazhui 大椎), EX-B1 (jiaji 夹脊)

- **Bemærkninger**

  BI-syndrom kan ses i reumatisk feber, reumatisk arthritis og reumatoid arthritis.

- **Moxibution**

  REN-8 (Shenque 神阙) med ingefærskive med små huller kan anvendes.

1-8 Beriberi 脚气 Jiaoqi

- **Symptomer**

1. Fugtig Type

De hovedmanifestationer inkluderer hævelse af fodryggen, smerter og følelsesløshed i tæerne, som gradvist påvirker benene. Det er svært at gå med ømhed, tyngde med knæled og svaghed i fødderne. Der vil være feber i ryggen af fødderne, der reagerer på køling, hvis den fugtige varme er mere fremherskende. Den fugtige varmetype kan omfatte feber med aversion mod kold, kort sparsom urin, hvid fedtet eller let gul belægning tungeovertræk, hurtig puls.

2. Tør Type

De hovedmanifestationer inkluderer svaghed i begge fødder, følelsesløshed og smerter i ben og knæ med lejlighedsvis senespasmer, begrænset bevægelse, gradvis atrofi af fodmuskler, forstoppelse, gul urinudledning, let rød tunge, tynd hvid belægning tungeovertræk og hurtig puls

3. Påvirker Hjertet

De hovedmanifestationer inkluderer hævelse, smerte eller følelsesløshed med atrofi og svaghed til at gå, pludselig indånding af åndenød, hjertebanken, kvalme, opkastning, rastløshed, lilla læber, hurtig stram puls.

- **Behandling**

Recepter
1. Fugtig Type
ST-36 (Zusanli 足三里), SP-6 (Sanyinjiao 三阴交), GB-34 (Yanglingquan 阳陵泉), EX-LE10 (Bafeng 八风)

2. Tør Type
ST-41 (Jiexi 解溪), ST-33 (Yinshi 阴市), KI-7 (Fuliu 复瘤), KI-6 (Zaohai 照海), SP-10 (Xuehai 血海), GB-39 (Xuanzhong 悬钟)

3. Påvirker Hjertet
LU-5 (Chize 尺泽), REN-17 (Danzhong 膻中), P-8 (Laogong 劳宫), HT-7 (Shenmen 神门), ST-36 (Zusanli 足三里), KI-1 (Yongquan 涌泉)

- **Bemærkninger**

  Beriberi refererer til slappe, hævede fødder og nedre del af benene eller svaghed og følelsesløshed i fødderne. Det kan henvises til, at føddernes underernæring og polyneuritis er lignende manifestationer.

- **Øreakupunktur**

  Mave, milt, Shenmen, Nyre, Lunger, Ankel, Knæ, Tå

1-9 Rygsmerter 背痛 Beitong

- **Symptomer**

  Den eksogene faktor henviser hovedsageligt til den patogene vind- Kulde indtrængning, der forårsager blokering i meridianerne, Qi og blodcirkulationen og bliver til rygsmerter.

- **Behandling**

Recepter:
DU-14 (Dazhui 大椎), DU-12 (Shenzhu 身柱),
Du-9 (Zhiyang 至阳), Extra (Jiaji 夹脊), Ashi
point, BL-40 (Weizhong 委中), BL-60 (Kunlun
昆仑)

- **Bemærkninger**

Det ses i spondylitis i moderne medicin.

1-10 Galdelidelser (akut) 胆道疾病 Dandaojibling

- **Symptomer**

Det er koliksmerter i højre øvre del af maven,
der udstråler til højre skulder og også øvre del
af ryggen, ledsaget af kvalme, opkastning,
feber og gulsot.

- **Behandling**

Recepter

ST-36 (Zusanli 足三里), GB-34 (Yanglingquan 阳陵泉), GB-40 (Qiuxu 丘墟), BL-18 (Ganshu 肝俞), BL-19 (Danshu 胆俞), EX-LE6 (Dannang 胆囊)

- **Bemærkninger**

Akutte galdelidelser hører til hypochondriac (Xietong 胁痛) smerte og Jaudice (Huangdan 黄胆).

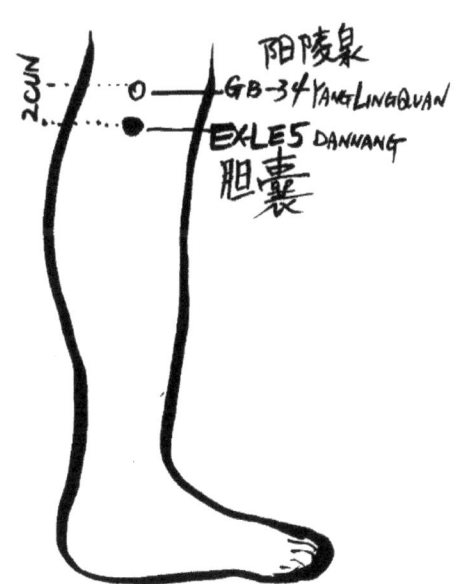

1-11 Brystkasse Bi-syndrom 胸痹 Xiongbizheng

- **Symptomer**

1. Mangel Kulde Type
   Hovedmanifestationerne inkluderer brystsmerter, der forværres af kulde og udstråler mod ryggen, hjertebanken, fylde i brystkasse, åndenød, aversion mod kulde, hvid fedtet belægning på tunge, dyb tynd puls.

2. Uklar Slim Tilbageholdelse Type
   Hovedmanifestationerne inkluderer tilstoppet fornemmelse, brystsmerter mod ryg og skulder, fylde i epigastrium og underliv, sløvhed, hjertebanken, åndenød, hoste, voldsom hvid klæbrig sputum, hvid fedtet belægning på tunge, blød langsom puls.

3. Blodstatus Type
   Hovedmanifestationerne inkluderer stikkende smerter i brystkasse, der udstråler mod skulder og ryg, fylde i brystkasse, åndenød, hjertebanken, mørk tunge, tynd ujævn puls.

- **Behandling**

Recepter
1. Mangel Kulde Type
   BL-15 (Xinshu 心俞), REN-14 (Juque 巨阙), BL-14 (Jueyinshu 厥阴俞), REN-17 (Danzhong 膻中), P-6 (Neiguan 内关), HT-5 (Tongli 通里)

2. Uklar Slim Tilbageholdelse Type
   REN-14 (Juque 巨阙), REN-17 (Danzhong 膻中), P-4 (Ximen 郄门), REN-11 (Jianli 建里), ST-40 (Fenglong 豐隆), SP-5 (Sanyinjiao 三阴交)

3. Blodstatus Type
   DU-9 (Zhiyang 至阳), HT-6 (Yinxi 阴郄), BL-15 (Xinshu 心俞), REN-14 (Juque 巨阙), BL-17 (Geshu 膈俞), REN-17 (Danzhong 膻中)

- **Bemærkninger**

  Det er tæt forbundet med dysfunktion i hjerte og lunger som anatomisk måde. Det ses almindeligvis i koronar arteriosklerotisk kardiopati i moderne medicin.

- **Øreakupunktur**

Hjerte, Tyndtarm, Sympatisk, Subcortex, Lunge, Brystkasse, Shenmen

1-12 Almindelig forkølelse 普通感冒 Putongganmao

- **Symptomer**

1. Vind-Kulde Type
   Mild feber uden sveden, aversion mod kulde, hovedpine, løbende næse, hoste, tynd hvidlig Sputum, tynd hvid belægning på tungen, hurtig overfladisk puls.

2. Vind-Varme Type
   Høj feber, spontan svedtendens, hovedpine, tilstoppet næse, ondt i halsen, mundtørhed med ønske om at drikke, hoste med gult tykt spyt, tynd gul belægning på tungen overtræk, hurtig overfladisk puls.

3. Fugtig-Varme Type

Hovedmanifestationerne er høj feber uden svedtendens, hovedpine, fylde i brystet, slaphed, kvalme, anoreksi, mave udspiling, løs afføring, klæbrig hvidlig sputum, tyk gul belægning på tungen, blød hurtig puls.

- **Behandling**

  Recepter
  1. Vind-Kulde Type
     LU-7 (Lieque 列缺), BL-12 (fengmen 风门), GB-20 (Fengchi 凤池), LI-4 (Hegu 合谷)

  2. Vind-Varme Type
     LU-5 (Chize 尺泽), LU-10 (Yuji 鱼际), LI-4 (Hegu 合谷), LI-11 (Quchi 曲池), DU-14 Dazhui 大椎)

  3. Fugtig-Varme Type
     LU-6 (Kongzui 孔最), LI-4 (Hegu 合谷), REN-12 (Zhongwan 中脘), ST-36 (Zusanli 足三里), SJ-5 (Waiguan 外关)

- **Bemærkninger**

Det kan forekomme hele året rundt, og denne tilstand inkluderer bakteriel infektion i moderne medicin.

- **Øre akupunktur**

Lunge, Hals, Ørepunkt, Luftrør, Indre Næse, Mave, Sanjiao, Milt, Binyrerne, Subcortex

1-13 Hoste 咳嗽 Kesou

- **Symptomer**

1. Eksopatogene Faktorer
(1) Vind-Kulde Type
Det er kendetegnet ved kløe i halsen. Det ledsages af feber, kulderystelser, hovedpine, nasal obstruktion, ømhed i leddene. Tungen har tynd hvid belægning og overfladisk puls.

(2) Vind-Varme Type
Feber uden kulderystelser, tørst, hoste med tykt sputum, tør mund og klæbrig gullig

sputum, tunge med gullig belægning, hurtig overfladisk puls.

2. Endopatogene Faktorer
(1) Yang-Mangel med Milt
Hoste med overdreven sputum, følelse af fylde i brystet og epigastrisk område, sløvhed, hvid fedtet tungebelægning, dyb og langsom puls.

(2) Yin-Mangel med tørhed i Lungerne
Tør hoste uden sputum, tør hals, feber i håndflader og såler, feber, rød tunge med tynd belægning, svag hurtig puls.

• **Behandling**

Recepter
1. Eksopatogene Faktorer
(1) Vind-Kulde Type
LU-7 (Lieque 列缺), LI-4 (Hegu 合谷), BL-13 (Feishu 肺俞), SJ-5 (Waiguan 外关)
(2) Vind-Varme Type
LU-5 (Chize 尺泽), LI-11 (Quchi 曲池), DU-14 (Dazhui 大椎), BL-13 (Feishu 肺俞)
2. Endopatogene Faktorer
(1) Yang-Mangel med Milt

LU-9 (Taiyuan 太渊), SP-3 (Taibai 太白), ST-40 (Fenglong 丰隆), BL-13 (Feishu 肺俞), BL-20 (Pishu 脾俞)

(2) Yin-Mangel med Tørhed I Lungerne
LU-1 (Zhongfu 中府), LU-7 (Lieque 列缺), BL-13 (Feishu 肺俞), KI-6 (Zhaohai 照海), LIV-3 (Taichong 太冲)

- **Bemærkninger**

Det er et symptom, der indikerer nedsat funktion af lungerne, der falder ned og spredes.

- **Øreakupunktur**
Lunge, Bronkea, Occipit, Milt, Nyre, Sympatisk, Binyrerne, Shenmen

- **Empirisk akpunkturpunkter**

DU-20 (Baihui 百会), DU-23 (Shangxing 上星), REN-19 (Zigong 子宫), LU-1 (Zhongfu 中府), SJ-5 (Waiguan 外关), LI-11 (Quchi 曲池), ST-36 (Zusanli 足三里), LIV-3 (Taichoong 太冲), KI-7 (Fuliu 复瘤), ST-38 (Tiaokou 条口)

1-14 Forstoppelse 便秘 Bianmi

- **Symptomer**

1. Varme Type
   Fravær af tarmbevægelser i flere dage, mavesmerter, fylde og udspilning, rastløshed, mundtørhed med dårlig ånde, gul belægning på tungen, hurtig glat puls.

2. Qi-stagnation Type
   Hyppig afføring, udstrakt smerte i maven, bitter smag, svimmelhed, dårlig appetit, tynd fedtet tungeovertræk, trådet pulse.

3. Mangelfuld Type
   Tør afføring, der er svær at aflade, åndenød og sløvhed, ingen udspænding og smerter i maven, hjertebanken, svimmelhed, sløret syn, bleg tunge, tynd belægning, tynd svag puls.

4. Kulde Type
   Tør afføring, der er svær at aflade, lejlighedsvis smerter i maven, kolde lemmer, klar urin, bleg tunge med hvid belægning, dyb langsom puls.

- **Behandling**

  Recepter
  1. Varme Type
     LI-4 (Hegu 合谷), LI-11 (Quchi 曲池), ST-25
     tianshu 天枢), ST-44 (Neiting 内庭), SP-14
     (Fujie 腹結)
     ST-37 (Shangjuxu)

  2. Qi-Stagnation Type
     REN-12 (Zhongwan 中脘), ST-25 (Tianshu 天枢),
     GB-34 (Yanglingquan 阳陵泉), SJ-6 (Zhigou 支
     沟), LIV-2 (Xingjian 行间)

  3. Mangelfuld Type
     REN-4 (Guanyuan 关元), REN-6 (Qihai 气海),
     BL-20 (Pishu 脾俞), BL-21 (Weishu 胃俞), ST-36
     (Zusanli 足三里)

  4. Kulde Type
     REN-6 (Qihai 气海), REN-8 (Shenque 神阙), ST-
     25 (Tianshu 天枢), KI-6 (Zhaohai 照海), BL-23
     (Shenshu 肾俞)

- **Øreakupunktur**

Lunge, Milt, Tyktarm, Subcortex, Endetarm, Forstoppelse punkt

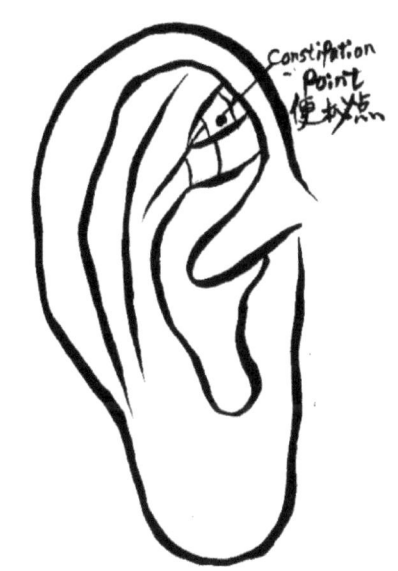

1-15 Diarré 泄泻 Xiexie

- **Symptomer**

1. Akut Diarré

(1) Kulde-Fugtig Type
Løs afføring med mavesmerter, borborygmus, kold med ønske om varme, fravær af tørst, bleg tunge med hvid belægning, dyb og langsom puls.

(2) Fugtig-Varm Type
Løs afføring med mavesmerter, hurtig afføring, feber i anus, sparsom urin, gul fedtet belægning på tungen, hurtig glat blød puls.

2. Kronisk Diarré

(1) Milt Yang-Mangel
Løs afføring med ufordøjet mad, mave og epigastrisk udspiling, anoreksi, sløvhed, hvid klæbrig belægning på tunge, blød langsom puls.

(2) Nyre Yang-Mangel

Mavesmerter, borborygmus og diarré før daggry, kolde ekstremiteter, hvid belægning på tungen, dyb kraftløs puls.

- **Behandling**

Recepter
1.   Akut Diarré
(1)   Kulde-Fugtig Type
ST-25 (Tianshu 天枢), ST-37 (Shangjuxu 上巨虚), REN-6 (Qihai 气海), REN-11 (Jianli 建里), SP-9 (Yinlingquan 阴陵泉)

(2)   Fugtig-Varm Type
ST-44 (Neiting 内庭), ST-25 (Tianshu 天枢), REN-12 (Zhongwan 中脘), SP-9 (Yinlingquan 阴陵泉), LI-11 (Quchi 曲池)

2.   Kronisk Diarrè
(1)   Milt Yang-Mangel
SP-3 (Taibai 太白), ST-25 (Tianshu 天枢), ST-36 (Zusanli 足三里), BL-20 (Pishu 脾俞), REN-12 (Zhongwan 中脘), LIV-13 (Zhangmen 章门)

(2)   Nyre Yang-Mangel

BL-20 (Pishu 脾俞), BL-23 (Shenshu 肾俞), DU-4 (Mingmen 命门), REN-4 (Guanyuan 关元), ST-25 (Tianshu 天枢), ST-37 (Shangjuxu 上巨虚)

- **Bemærkninger**

  Det er hovedsageligt forårsaget af dysfunktioner i milten og maven.

- **Øreakupunktur**
  Tyktarm, Tyndtarm, Mave, Milt, Lever, Nyre, Sympatisk, Shenmen

1-16 Svimmelhed 眩晕 Xuanyun

- **Symptomer**

1. Hyperaktivitet af Lever Yang
   Manifestationerne er tinnitus, kvalme, rygsmerter forstyrret søvn, rødmen i ansigt, overbelastede øjne, rød tunge med tynd gul belægning, wiry hurtig puls.

2. Qi og Blod Mangel

Manifestationerne er hjertebanken, søvnløshed, bleg teint, dårlig appetit, bleg tunge, svag puls.

3. Slim-Fugtig forhindring i det Indre
Manifestationerne er slaphed, fylde i brystkasse og epigastrium, tung i hovedet, opkastning, hvid og klæbrig tunge, rullende puls.

- **Behandling**

  Recepter
  1. Hyperactivitet af Lever Yang
  GB-20 (Fengchi 凤池), GB-43 (Xiaxi 侠溪), LIV-3 (Taichong 太冲), BL-18 (Ganshu 肝俞)

  2. Qi og Blod Mangel
  BL-20 (Pishu 脾俞), BL-23 (Shenshu 肾俞), ST-36 (Zusanli 足三里), SP-6 (Sanyinjiao 三阴交), REN-4 (Guanyuan 关元), DU-20 (Baihui 百会)

  3. Slim-Fugtig forhindring I det Indre
  REN-12 (Zhongwan 中脘), DU-20 (Baihui 百会), BL-20 (Pishu 脾俞), P-6 (Neiguan 内关), ST-36 (Zusanli 足三里), ST-40 (Fenglong 丰隆)

- **Bemærkninger**

Det kan ses i forhøjet blodtryk, anæmi, neurasteni, arteriosklerose osv.

- **Øreakupunktur**
Nyre, Shenmen, Subcortex, Indre Øre

1-17 Dysenteri 痢疾 Liji

- **Symptomer**

1. Fugtig-Varme Type
   Manifestationerne er mavesmerter, hvidt og rødt slim i afføring, brændende fornemmelse i anus, høj feber i alvorligt tilfælde. Tungen er for det meste gul og klæbrig belagt, hurtig rullende puls.

2. Kulde-Fugtig Type
   Manifestationerne er fylde i brystet og epigastrium, smagløshed, fravær af tørst, hvidt og rødt slim i afføring, hvid fedtet belægning på tunge, dyb langsom puls.

3. Kronisk Dysenteri
    Dette er en slags tilbagevendende dysenteri.
    Der kan være slidthed, kulde lemmer, klorose,
    fedtet belægning på tunge, dyb puls.

- **Behandling**

    Recepter
1. Fugtig-Varme Type
    ST-25 (Tianshu 天枢), ST-37 (Shangjuxu 上巨
    虚), ST-44 (Neiting 内庭), Li-4 (Hegu 合谷)

2. Kulde-Fugtig Type
    SP-9 (Yinlingquan 阴陵泉), ST-25 (Tianshu 天
    枢), ST-37 (Shangjuxu 上巨虚), REN-6 (Qihai 气
    海), REN-12 (Zhongwan 中脘)

3. Kronisk Dysenteri
    ST-25 (Tianshu 天枢), ST-36 (Zusanli 足三里),
    BL-20 (Pishu 脾俞), BL-21 (Weishu 胃俞), BL-
    25 (Dachangshu 大肠俞), REN-4 (Guanyuan 关
    元)

- **Bemærkninger**

Det er en tarmepidemisk sygdom, der forekommer om sommeren. Det er kendetegnet ved mavesmerter. Tarmbevægelse indeholder ofte blod og slim.

- **Øreakupunktur**
  Nyre, Milt, Mave, Tyktarm, Tyndtarm, Endetarm

1-18 Depressive maniske mentale lidelser
抑郁性燥狂 iy Yiyuxingzaokuangzheng

- **Symptomer**

(1) Depressive Psykiske Lidelser
Gradvis indtræden, mental depression og sløvhed i den indledende fase. Det efterfølges af parafasi, stumhed, hypersomnia og anoreksi, illusioner. Tungen har tynd fedtet belægning, og stram og træt pulse.

(2) Maniske Psykiske Lidelser
Pludselig begynder med irritabilitet, mindre søvn og intet ønske om at spise.

Manifestationen efterfulgt af råb, voldelig opførsel, ødelæggelse af genstande og skade på mennesker. Gul fedtet belægning på tungen og hurtig glat puls.

- **Behandling**

  Recepter
  (1) Depressive Psykiske Lidelser
  BL-15 (Xinshu 心俞), BL-18 (Ganshu 肝俞), BL-20 (Pishu 脾俞), ST-40 (Fenglong 丰隆), HT-7 (Shenmen 神门), P-7 (Daling 大陵), REN-17 (Danzhong 膻中), LIV-3 (Taichong 太冲)

  (2) Maniske Psykiske Lidelser
  DU-14 (Dazhui 大椎), DU-16 (Fengfu 风府), DU-26 (Shuigou 水沟), P-5 (Jianshi 间使), P-8 (Laogong 劳宫), ST-40 (Fenglong 丰隆)

- **Bemærkninger**

  Depressive og maniske mentale lidelser svarer til Bipolar i moderne medicin.

- **Øreakupunktur**

Hjerte, Nyre, Subcortex, Occipital, Pande, Shenmen, Sympatisk

1-19 Diabetes 糖尿病 Tangniaobing

- **Symptomer**

(1) Øvre Diabetes
Tørst, mundtørhed, rigelig vandladning, polydipsi, rød spids af tungen, tynd gul belægning på tungen, fuld hurtig puls.

(2) Mellem Diabetes
Polyfagi, let sult, rastløshed, voldsom svedtendens, afmagring, rigeligt indtag af vand, polyuria, tør gul tungeovertræk, fyldt hurtig puls.

(3) Lavere Diabetes
Rigelig og hyppig vandladning, uklar urin med sød smag, tørst og polydipsi, svimmelhed, sløret syn, røde kinder, ømhed og svaghed i knæet, rød tunge, tynd og hurtig puls.

- **Behandling**

  Recepter
  (1) Øvre Diabetes
  HT-8 (Shaofu 少府), LU-9 (Taiyuan 太渊), BL-13
  (Feishu 肺俞), BL-15 (Xinshu 心俞)

  (2) Mellem Diabetes
  BL-20 (Pishu 脾俞), BL-21 (Weishu 胃俞), ST-44
  (Neiting 内庭), SP-6 (Sanyinjiao 三阴交)

  (3) Lavere Diabetes
  BL-18 (Ganshu 肝俞), KI-3 (Taixi 太溪), LIV-3
  (Taichong 太冲), BL-23 (Shenshu 肾俞)

- **Bemærkninger**

  Diabetes er kendetegnet ved polydipsi, polyfagi,
  polyuri, afmagring og sød urin.

- **Øreakupunktur**
  Bugspytkirtel og Galdeblære, Endokrin, Mave,
  Milt, Nyre, Lunger, Sanjiao, Shenmen, Mund,
  Centrum af Superior Concha, Øre Apex, Rod i
  Øre Vagus

1-20 Ødem 水肿 Shuizhong

• Symptomer

(1) Yang Ødem
Det er kendetegnet ved akut karakter og viser for det første hævelser i ansigt, øjenlåg, lemmer. Huden er skinnende.
Det ledsages af hoste, astma, feber, tørst, sparsom urin og lændesmerter, overfladisk hurtig puls.

(2) Yin Ødem
Det er kendetegnet ved en langsom indtræden, hævelse i ansigt er den første fase og spredes derefter til underlivet og hele kroppen.
Når man trykker med hånden, springer det kun langsomt tilbage. Symptomerne er kort urin, løs afføring, træthed, svage lemmer, bleg tunge med hvid belægning, dyb, trådet langsom puls.

• Behandling

Recepter
(1) Yang Ødem

BL-13 (Feishu 肺俞), BL-22 (Sanjiaoshu 三焦俞), LI-6 (Pianli 偏历), LI-4 (Hegu 合谷), SJ-5 (Waiguan 外关), SP-9 (Yinlingquan 阴陵泉)

(2)) Yin Ødem
BL-20 (Pishu 脾俞), BL-23 (Shenshu 肾俞), ST-36 (Zusanli 足三里), REN-9 (Shuifen 水分), REN-6 (Qihai 气海), KI-3 (Taixi 太溪)

- **Bemærkninger**

Ødem refererer til tilbageholdelse af væske i kroppen og viser hævelser i hovedet, ansigtet, øjenlågene, lemmerne, hele kroppen.

- **Øreakupunktur**

Lever, Lunger, Nyre, Milt, Subcortex, Urinblære

1-21 Epigastrisk Smerte 上腹痛 Shangfutong

- **Symptomer**
1. Angreb på Mave ved Lever Qi
(1) Qi Stagnation
Epigastriske smerter, udbredt smerte i den hypokondriale region, kvalme, dyb og sløret puls, tynd hvid belægning.

(2) Stagnerende Varme
Pludselig debut af epigastrisk smerte, rastløshed, irritabilitet, mundtørhed, ubehag i maven, rød og gul belægningstunge, hurtig trådet puls.

(3) Blodstasis
Smerter, forværret af mad og presning, opkastning, mørklilla tunge, ujævn puls.

2. Tilbageholdelse af Mad
Distention og smerter i det epigastriske område, hævelse, syreopstødning, smerter forværret efter fødeindtagelse, tyk fedtet belægning af tungen, dyb glat puls.

3. Mangelfuld forkølelse i Milten og Maven

Manifestationerne er dump smerte i det epigastriske område som lindres af varme og presning, sløvhed, kolde lemmer, løs afføring, bleg tunge, svag puls.

- **Behandling**

Recepter
1. Angreb på Mave ved Lever QI
(1) Qi Stagnation
   LIV-14 (Qimen 期门), ST-36 (Zusanli 足三里), REN-12 (Zhongwan 中脘), P-6 (Neiguan 内关), LIV-3 (Taichong 太冲)

(2) Stagnerende Varme
   REN-12 (Zhongwan 中脘), ST-36 (Zusanli 足三里), P-6 (Neiguan 内关), LIV-2 (Xingjian 行间), KI-3 (Taixi 太溪)

(3) Blodstasis
   REN-12 (Zhongwan 中脘), P-6 (Neiguan 内关), BL-17 (Geshu 膈俞), SP-4 (Gongsun 公孙), SP-10 (Xuehai 血海)

2. Tilbageholdelse af Mad

ST-25 (Tianshu 天枢), ST-21 (Liangmen 梁门), ST-36 (Zusanli 足三里), REN-12 (Zhongwan 中脘)

- **Bemærkninger**

Det kan undertiden være forårsaget af følelsesmæssig forstyrrelse

- **Øreakupunktur**

Mave, Milt, Lever, Sympatisk, Subcortex, Endokrin, Shenmen

1-22 Epilepsi 癫痫

- **Symptomer**

1. Under
Oplever hovedpine, svimmelhed i brystkasse efterfulgt af bevidstløshed, bleg hud,

sammenknebne kæber, øjnene stirrer opad, mundfulde former, sover med stor støj. På kort tid bliver patienter normal situation, hvid fedtet tunge, trådet glat puls.

2. Efter
Hjertebanken, Svimmelhed, sløvhed, rigelig sputum, lændesår, knæsvaghed, bleghvid fedtet tunge, tynd glat puls.

- **Behandling**

  Recepter
1. Under
  REN-15 (Jiuwei 鸠尾), DU-14 (Dazhui 大椎), DU-26 (Shuigou 水沟), P-5 (Jianshi 间使), LIV-3 (Taichong 太冲), ST-40 (Fenglong 丰隆)

2. Efter
  HT-7 (Shenmen 神门), SP-6 (Sanyinjiao 三阴交), KI-3 (Taixi 太溪), BL-15 (Xinshu 心俞), EX-HN3 (Yintang 印堂), EX-B9 (Yaoqi 腰奇)

- **Bemærkninger**

Det er kendetegnet ved at man pludselig falder
i et anfald, mundfuld form, øjne stirrer opad,
med stor søvnstøj på stedet.

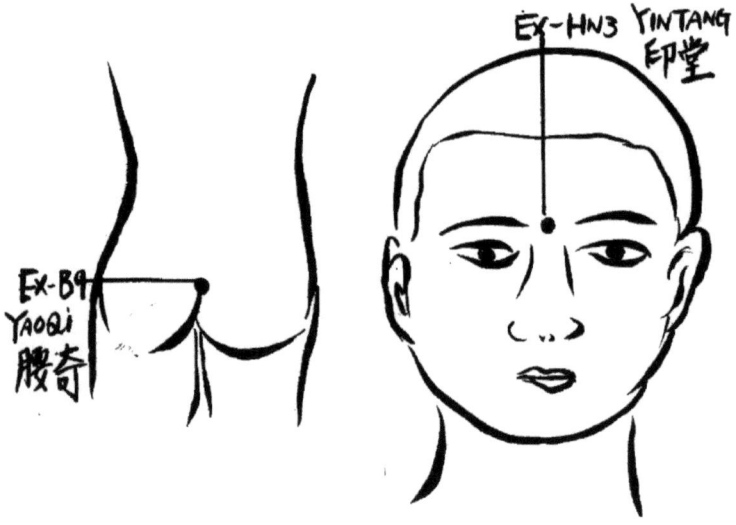

1-23 Ansigtssmerter 面部疼痛 Mianbutengtong

- **Symptomer**

1. Vind-Kulde
   Smertekind, ansigt spasmer forværres af smerte, hovedpine, modvilje mod kold tynd hvid tungeovertræk, wiry spændt puls.

2. Vind-Varme
   Brændende smerte i kinden, feber følelse på den ene side af ansigtet, overbelastning i øjnene, tør mund og hals, gul tynd belægning på tungen, tynd, hurtig puls.

3. Overskud af Lever og Mave
   Brændende smerter i kinden, rastløshed, overbelastning i øjet, svimmelhed, fylde i brystet, udspilning i hypokondrisk område, forstoppelse, tør rød tunge, tyk gul belægning, blød hurtig puls

4. Ild hyperaktivitet ved Yin Mangel
   Kindsmerter, svimmelhed, sløret syn, feber i håndfladerne og sålerne, rød og mindre belægningstunge, tynd hurtig puls.

- **Behandling**

  Recepter
  baseret på smerteplacering.

  (1) Smerter i Panden
  BL-2 (Zanzhu 攒竹), GB-14 (Yangbai 阳白), GB-8 (Shuaigu 率谷), ST-8 (Touwei 头维), SJ-3 (Zhongzhu 中诸)

  (2) Smerter i Superior Maxillary
  ST-2 (Sibai 四白), SI-18 (Quanliao 颧髎), LI-20 (Yingxiang 迎香), LI-4 (Hegu 合谷), EX-HN5 (Taiyang 太阳)

  (3) Smerter i Inferior Maxillary
  REN-24 (Chengjiang 承浆), SJ-17 (Yifeng 翳风), ST-6 (Jiache 颊车), ST-7 (Xiaguan 下关)

- **Bemærkninger**

  Det påvirker for det meste den ene side af ansigtet. Det er som Trigeminal neuralgi i moderne medicin.

- **Øreakupunktur**
  Kind, Pande, Shenmen, Subcortex, Sympatisk

1-24 Frossen skulder 肩周炎 Jianzhouyan

- **Symptomer**

Skulderpine betegnes i TCM som frossen skulder eller halvtreds år gammel skulder. Den eksogene patogene vind, kulde og fugt overvinder patienter, der er udmattede, overbelastede, sårede og mens de sover på skulderen.

Smerter på skuldre lindres om dagen og forværres om natten. Det kan involvere tilbage. Det kan forværres med kulde og lindres med varme.

- **Behandling**

Recepter
LI-15 (Jianyu 肩髃), LI-11 (Quchi 曲池), LI-14 (Binao 臂臑), LI-4 (Hegu 合谷), SI-9 (Jianzhen 肩贞), SI-3 (Houxi 后溪), SJ-5 (Waiguan 外关)

- **Bemærkinger**

Det er kendetegnet ved en kraftig smerte i skuldrene, og det ses mest ved personen efter halvtreds år gammel.

- **Øreakupunktur**

Skulder, Skulderledsnøgleben, Sympatisk, Subcortex

1-25 Hikke 呃逆 Eni

- **Symptomer**

1. Tilbageholdelse af Mad og Stagnation af Qi
   Epigastrisk og mave udspiling, klæbrig, gul belægning på tungen, rullende kraftig puls.

2. Angreb af Patogen Kulde
   Lindres af varme drikke, hvid fugtig tungebelægning, langsom puls.

- **Behandling**

Recepter
BL-17 (Geshu 膈俞), REN-12 (Zhongwan 中脘),
REN-17 (Danzhong 膻中), P-6 (Neiguan 内关),
ST-36 (Zusanli 足三里)

- **Bemærkninger**

  Det er for det meste et resultat af negativ stigning i maven Qi, som er forårsaget af skade eller blokering af overspisning af rå og kold mad.

- **Øreakupunktur**

  Lever, Mave, Milt, Shenmen, Sympatisk, Øre center, Rod i Øre Vagus, Spiserør

1-26 Hypokondrisk smerte 下软骨痛 Xiaruangutong

- **Symptomer**

(1) Stagnation af QI

Udvidende smerter i hypokondrium, følelse af brystet, irritabilitet, tynd hvid belægning, blød puls.

(2) Blodets Stagnation
Faste stikkende smerter i hypokondrium, smerter værre ved presning, mørklilla tunge, wiry puls.

- **Behandling**

Recepter
(1) Stagnation af QI
BL-18 (Ganshu 肝俞), Liv-3 (Taichong 太冲), Liv-14 (Qimen 期门), GB-34 (Yanglingquan 阳陵泉), SJ-6 (Zhigou 支沟)

(2) Blodets af Stagnation
BL-17 (Geshu 膈俞), BL-18 (Ganshu 肝俞), SP-6 (Sanyinjiao 三阴交), LIV-3 (Taichong 太冲), SJ-6 (Zhigou 支沟), LIV-14 (Qimen 期门)

- **Bemærkninger**

Hypochondriac smerter er forårsaget af melankoli og vrede, som fører til svigt i lever og QI.

- **Øreakupunktur**
Lever, Galdeblære, brystkasse, Subcortex, Shenmen

1-27 Hovedpine 头痛 Toutong

- **Symptomer**

Hovedpine differentiering er i henhold til dens lokalitet og kanaler. Smerter i occipitalt område og nakke er relateret til Blærekanalen. Smerter i panden og det supraorbitale område vedrører mavesækken, smerter i det tindingsområde på begge sider og den ene side vedrører galdeblæren. Smerter i parietalområdet vedrører leverkanalen.

- **Behandling**

Recepter

1. Punkter i henhold til hovedpineområdet

(1) Occipital Hovedpine
GB-20 (Fengchi 凤池), BL-60 (Kunlun 昆仑), SI-3 (Houxi 后溪)

(2) Forsiden Hovedpine
ST-8 (Touwei 头维), EX-HN5 (Yintang 印堂), LI-4 (Hegu 合谷)

(3) Ensidig Hovedpine
GB-8 (Shuaigu 率谷), SJ-5 (Waiguan 外关), EX-HN5 (Taiyang 太阳)

(4) Parietal Hovedpine
DU-20 (Baihui 百会), LIV-3 (Taichong 太冲), SI-3 (Houxi 后溪)

2. Punkter i henhold til symptomer og tegn

(1) Hyperaktivitet af Lever i Yang
LIV-2 (Xingjian 行间), GB-34 (Yanglingquan 阳陵泉)

(2) Qi og Blod Mangel

ST-36 (Zusanli 足三里), REN-6 (Qihai 气海)

- **Øreakupunktur**
Shenmen, Pande, Tinding, Occiput,
Bugspytkirtel og Galdeblære, Subcortex,
Sympatisk, Milt

1-28 Impotens 阳痿 Yangwei

- **Symptomer**

Det er præget af penis manglende evne og
erektion. Manifestationen viser, svimmelhed,
sløret syn, sløvhed, dårligt humør, hyppig
vandladning, svaghed i knæ- og lændeområdet,
søvnløshed, hjertebanken, hjerte og milt kan
være involveret.

- **Behandling**

Recepter
1. Faldende QI

REN-4 (Guanyuan 关元), REN-3 (Zhongji 中极), KI-3 (Taixi 太溪), DU-20 (Baihui 百会), BL-23 (Shenshu 肾俞)

2. Faldende Varme og Milt QI
BL-15 (Xinshu 心俞), HT-7 (Shenmen 神门), SP-6 (Sanyinjiao 三阴交)

- **Øreakupunktur**
  Indre Kønsorganer, Nyre, Lever, Endokrin, Testis, Excitation punkt

1-29 Søvnløshed 不寐 Bumei

- **Symptomer**

1. Hjerte og Miltmangel
Vanskeligheder ved at falde i søvn og forstyrret søvn, hjertebanken, dårlig hukommelse, dårlig appetit, løs afføring, gusten teint, tynd hvid tunge belægning, trådet svag puls.

2. Disharmoni mellem Hjerte og Nyre

Søvnløshed ledsaget af svimmelhed, tinnitus, leukorragi, feberagtig følelse i håndfladerne og sålerne, rød tunge med mindre belægning, hurtig svag puls.

3. Lever Ild Forstyrrelse
Manifestationer er svimmelhed, hidsighed temperament, rastløshed, hypokondriac smerte, tynd gul tunge, blød hurtig puls.

4. Mavesvigt
Søvnløshed ledsaget af fylde i den epigastriske region, mave udspiling, hævelse, syreopstødning, gul fedtet belægning på tungen, wiry puls.

- **Behandling**

Recepter
1. Hjerte og Miltmangel
BL-20 (Pishu 脾俞), BL-15 (Xinshu 心俞), SP-1 (Yinbai 隐白), HT-7 (Shenmen 神门), SP-6 (Sanyinjiao 三阴交)

2. Disharmoni mellem Hjerte og Nyre

BL-15 (Xinshu 心俞), BL-23 (Shenshu 肾俞), KI-3 (Taixi 太溪), HT-7 (Shenmen 神门), KI-6 (Zhaohai 照海)

3. Lever Ild Forstyrrelse
   BL-18 (Ganshu 肝俞), LIV-3 (Taichong 太冲), LIV-2 (Xingjian 行间), HT-7 (Shenmen 神门)

4. Mavesvigt
   BL-21 (Weishu 胃俞), ST-36 (Zusanli 足三里), REN-12 (Zhongwan 中脘), HT-7 (Senmen 神门)

- **Bemærkninger**

  I milde tilfælde kan det være drømmeforstyrret søvn, i alvorlige tilfælde kan der ikke være søvn hele natten.

- **Empiriske akupunkturpunkter**

  P-7 (Daling 大陵), HT-7 (Shenmen 神门), REN-17 (Shanzhong 膻中), GB-15 (Toulinqi 头临泣), DU-24 (Shenting 神庭), EX-HN1 (Sishencong 四神聪), KI-3 (Taixi 太溪), ST-36 (Zusanli 足三里),

SP-6 (Sanyingjiao 三阴交), LIV-3 (Taichong 太冲)

- **Øreakupunktur**
  Shenmen, Hjerte, Sanjiao, Occiput, Søvnløshed punkt, Subcortex, Forreste Øreflip

1-30 Gulsot 黄疸 Huandan

- **Symptomer**

(1) Yang Type
   Gulsot af Yang type ledsages af feber, tørst, kraftig fornemmelse af kroppen, mave udspilning, fylde i brystkasse, kvalme, gul fedtet tunge belægning, snoet hurtig puls.

(2) Yin Type
   Gulsot af Yin type er ledsaget af en kraftig fornemmelse af kroppen og med langsom over lang varighed, kvalme, opkastning, ingen tørst, smagløs, hvid fedtet tunge belægning, dyb langsom puls.

- **Behandling**

  Recepter
  (1) Yang Type
  LIV-3 (Taichong 太冲), GB-34 (Yanglingquan 阳陵泉), BL-18 (Ganshu 肝俞), DU-9 (Zhiyang 至阳), BL-19 (Danshu 胆俞), SI-4 (Wangu 腕骨)

  (2) Yin Type
  BL-20 (Pishu), SP-6 (Sanyinjiao 三阴交), ST-36 (Zusanli 足三里), REN-12 (Zhongwan 中脘), BL-19 (Danshu 胆俞), DU-9 (Zhiyang 至阳)

- **Bemærkninger**

  Gulsot er kendetegnet ved den gule farve af sclera og hud og urin. Den lyse gule indikerer Yang type og mørkegul angiver Yin type.

- **Øreakupunktur**

  Lever, Galdeblære, Mave, Milt, Membran, Vegus nerve

1-31 Lændesmerter 腰痛 腰痛 Xiayaotong

- **Symptomer**

1. Kulde-Fugtig
   Lændesmerter forekommer ofte efter invasion i patogen vind, kulde og fugt. Smerten er kendetegnet ved en hurtig begyndelse af smerte og ømhed, stivhed i musklerne, begrænsende forlængelse og bøjning af ryggen. Smerten kan føre nedad til bagdel og underekstremiteter, der får patienten til at føle sig vanskelig at bøje sig fremad og bagud. Smerter bliver værre i overskyede og regnfulde dage. Tungen er hvid fedtet, og pulsen er svage, dyb og langsom.

2. Nyre Mangel
   Langsom indtræden af skjult smerte, i lændeområdet i mild smerte, men langvarig, svaghed i lændeområdet og knæet. Symptomerne intensiveres efter belastning og stress, hvid belægningstunge, dyb puls.

3. Traume
   Der er en traumatisk historie af patienten. Manifestationerne er fast lokal smerte og

stivhed, forværres ved presning og drejning af kroppen, mørklilla tunge, wiry skiftende puls.

- **Behandling**

  Recepter
  1. Kulde-Fugtig
     BL-23 (Shenshu 肾俞), DU-3 (Yaoyanguan 腰阳关), BL-40 (Weizhong 委中)

  2. Nyre Mangel
     DU-4 (Mingmen 命门), KI-3 (Taixi 太溪), BL-23 (Shenshu 肾俞)

  3. Trauma
     BL-17 (Geshu 膈俞), BL-40 (Weizhong 委中), BL-32 (Ciliao 次髎), Ashi (啊是)punkter

- **Bemærkninger**

  Det involverer rygsøjlen, på den ene side eller begge sider af lænden. Det refererer til blødt vævsskade, muskuløs reumatisme og lændediskdegeneration.

1-32 Migræne 偏头痛 Piantoutong

- **Symptomer**

  Sløret syn, irritabilitet, hidsighed, rød tunge med gul belægning og hurtig puls.

- **Behandling**

  Recepter
  (1) Den Ene side af Ansigtet
  GB-8 (Shuaigu 率谷), SJ-5 (Waiguan 外关), EX-HN5 (Taiyang 太阳), ST-8 (Touwei 头维), EX-HN5 (Yintang 印堂), LI-4 (Hegu 合谷), ST-4 (Dicang 地仓)

  (2) På Hoved
  DU-20 (Baihui 百会), LIV-3 (Taichong 太冲), SI-3 (Houxi 后溪), EX-HN1 (Sishencong 四神聪), GB-20 (Fengchi 凤池), ST-8 (Touwei 头维), BL-7 (Tongtian 通天)

- **Øreakupunktur**

  Pande, Occiput, Hjerne, Hals, Hjerte, Lever, Øre apex, Helix 6

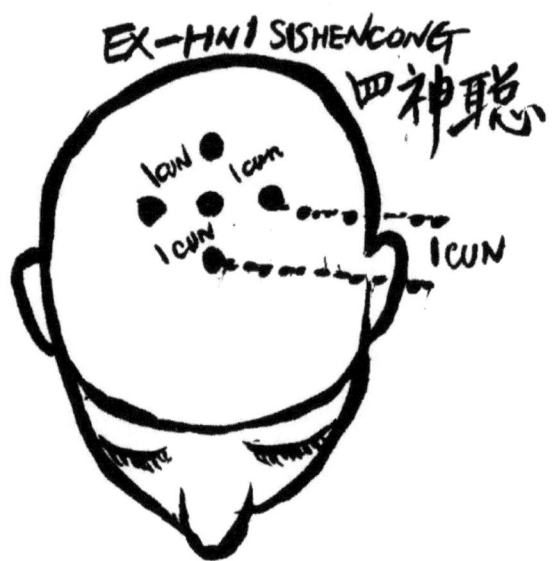

1-33 Natlig enuresis 遗尿 Yiniao

- **Symptomer**
  Det refererer til ufrivillig vandladning under søvn med drømme om natten. Det refererer til ufrivillig urinudledning, og det ses ofte hos børn, og det ses også mest hos ældre patienter.

1. Nyre Yang Mangel
   Det sker under søvn, og patienten er ikke opmærksom på det, før han vågner op. Symptomerne ledsages af afmagring, slapphed, kolde lemmer, svagt knæ og lænd, bleg tunge, dyb langsom puls.

2. Lunge og Milt Qi Mangel
   Der er hyppig og forhastet urin, og den ledsages af åndenød, slaphed, dårlig appetit, svaghed i lemmerne, løs afføring, bleg tunge langsom, dyb puls.

3. Fugtig-Varme
   Hyppig vandladning, lejlighedsvis enuresis, urininkontinens, kort sparsom urin, dryppende urin, lavere feber, tynd fedtet tunge.

4. Blodstasis

Manifestationerne er mave udspilning, dryppende urin, mørklilla tunge, hurtig puls.

- **Behandling**

Recepter

1. Nyre Yang Mangel
   BL-28 (Pangguangshu 膀胱), REN-3 (Zhongji 中极), SP-6 (Sanyinjiao 三阴交), KI-3 (Taixi 太溪), BL-23 (Shenshu 肾俞), REN-4 (Guanyuan 关元)

2. Lunge og Milt Qi Mangel
   LU-9 (Taiyuan 太渊), BL-13 (Feishu 肺俞), BL-20 (Pishu 脾俞), SP-6 (Sanyinjiao 三阴交), REN-6 (Qihai 气海), ST-36 (Zusanli 足三里)

3. Fugtig-Varme
   SP-6 (Sanyinjiao 三阴交), SP-9 (Yinlingquan 阴陵泉), REN-3 (Zhongji 中极), BL-28 (Pangguangshu 膀胱俞), BL-39 (Weiyang 委阳)

4. Blodstasis
   SP-6 (Sanyinjiao 三阴交), BL-32 (Ciliao 次髎), REN-3 (Zhongji 中极), BL-17 (Geshu 膈俞), REN-6 (Qihai 气海)

- **Bemærkninger**

Enuresis og inkontinens er relateret til funktionen af den nedre region, dysfunktion i urinblæren, hvor urinblæren ikke styrer vandladning.

- **Øreakupunktur**

Nyre, Urinblære, Urinrør,Subcortex, Lunger, Milt, Sympatisk

1-34 Hjertebanken 心悸 Xinji

- **Symptomer**

1. Qi og Blodinsufficiens
   Manifestationerne er slapphed, hjertebanken, bleghed, forstyrret søvn, bleg tunge, svag trådet puls.

2. Slim-Ild Forstyrrelse
Manifestationerne er rastløshed, drømmeforstyrret søvn, irritabilitet, gul urin, klæbrigt spyt, gul fedtet belægning på tungen, hurtig glat puls.

3. Blodstatus
Manifestationerne er gusten afmagret teint, hjertebanken, astmatisk vejrtrækning, kolde lemmer, stram, skiftende puls.

- **Behandling**

Recepter
1. Qi og Bodinsufficiens
BL-15 (Xinshu 心俞), HT-7 (Shenmen 神门), P-6 (Neiguan 内关), BL-20 (Pishu 脾俞), REN-6 (Qihai 气海)

2. Slim-Ild Forstyrrelse
ST-40 (Fenglong 丰隆), GB-34 (Yanglingquan 阳陵泉), Ht-4 (Lingdao 灵道), BL-13 (Feishu 肺俞), LU-5 (Chize 尺泽), P-4(Ximen 郄门)

3. Bodstatus

HT-3 (Shaohai 少海), BL-17 (Geshu 膈俞), REN-6 (Qihai 气海), P-6 (Neiguan 内关), P-3 (Quze 曲泽)

- **Bemærkninger**

Hjertebanken er hjertetilstand karakteriseret ved hurtig hjerterytme med nervøsitet og angst, som kan være symptomer i neurose, funktionelle lidelser i nervesystemet og hjertearytmi.

- **Øreakupunktur**

Hjerte, Tyndtarm, Sympatisk, Shenmen, Subcortex

1-35 Dårlig hukommelse 记忆力差 Jiyilicha

- **Symptomer**

1. Hjerte og Miltmangel

Det inkluderer glemsomhed, svaghed i lemmer, hjertebanken, dårlig søvn, bleg hud, bleg tunge, tynd hvid fedtet belægning på tungen, svag puls.

2. Disharmoni mellem Hjerte og Nyre
Det inkluderer glemsomhed, lændesår, tinnitus, fornemmelse i håndfladerne og sålerne, rastløshed, dårlig søvn, rød tunge, tynd hurtig puls.

3. Dårlig Humør
Det indebærer aldring. Manifestationerne er glemsomhed, dårlig appetit, lændesmerter, hyppig vandladning, hjertebanken, dårlig søvn, tynd hvid belægning på tungen, svag puls.

4. Slim-Væskestatus
Manifestationerne er glemsomhed, lav tale, hvid fedtet belægning af tungen, tynd hurtig puls.

- **Behandling**

Recepter
1. Hjerte og Miltmangel

REN-6 (Qihai 气海), BL-15 (Xinshu 心俞), BL-17 (Geshu 膈俞), BL-20 (Pishu 脾俞)

2. Disharmoni mellem Hjerte og Nyre
   BL-15 (Xinshu 心俞), HT-7 (Shenmen 神门), KI-3 (Taix 太溪 i), BL23 (Shenshu 肾俞), P-8 (Laogong 劳宫)

3. Dårligt Humør
   BL-23 (Shenshu 肾俞), KI-3 (Taixi 太溪), BL-15 (Xinshu 心俞), BL-20 (Pishu 脾俞), EX-HN1 (Sishencong 四神聪)

4. Slim Væskestatus
   ST-40 (Fenglong 丰隆), SP-6 (Sanyinjiao 三阴交), ST-36 (Zusanli 足三里), LIV-2 (Xingjian 行间), P-7 (Daling 大陵)

- **Bemærkninger**
  Dårlig hukommelse er for det meste forårsaget af svækkelse af hjerte og milt på grund af overtænkning.

- **Øreakupunktur**
  Hjerte, Nyre, Milt, Sympatisk, Hjernestamme, Shenmen

1-36 Tilbageholdelse af Urin 癃闭 Longbi

- **Symptomer**

1. Akkumulering af Fugtig Varme i Urinblæren
   Manifestationerne er udspiling i underlivet, varm sparsom urin, tørst men intet ønske om at drikke, rød tunge med gul belægning, hurtig puls.

2. Nyre Qi Mangelfuld
   Manifestationerne er sivning af urin, lændesår, sløvhed, bleg hud, knæets svaghed, bleg tunge, dyb puls.

3. Urinvejsobstruktion
   Manifestationerne er sivning af urin, smerter og udspiling i underlivet, rød plet på tungen, hurtig puls.

- **Behandling**

  Prescription
1. Akkumulering af fugtig Varme i Urinblæren
   SP-6 (Sanyinjiao 三阴交), SP-9 (Yinlingquan 阴陵泉), REN-3 (Zhongji 中极), BL-28 (Pangguangshu 膀胱俞)

2. Nyre-Qi Mangelfuld
   BL-23 (Shenshu 肾俞), SP-6 (Sanyinjiao 三阴交),
   BL-22 (Sanjiaoshu 三焦俞), REN-6 (Qihai 气海),
   KI-10 (Yingu 阴谷), BL-39 (Weiyang 委阳)

3. Urinvejsobstruktion
   REN-3 (Zhonji 中极), SP-6 (Sanyinjiao 三阴交),
   BL-28 (Pangguangshu 膀胱俞), ST-28 (Shuidao
   水道), KI-5 (Shuiquan 水泉)

- **Bemærkninger**

  Nyremangel forårsager dysfunktion i
  urinblæren, som styrer vandladning.

- **Øreakupunktur**

  Urinblære, Urinrør Sanjiao, Nyre, Sympatisk,
  Subcortex

1-37 Reumatoid arthritis 类风湿关节炎 Reifengshiguanjieyan

Dette er en slags kronisk og immun.
- **Symptomer**

Manifestationerne er hævelse, stivhed, led deformitet, smerte. Det involverer håndled, albue, knæ, skuldre, ankel.

1. Kulde-Fugtig
2. Fugtig-Varme

- **Behandling**

Recepter
ST-36 (Zusanli 足三里), DU-14 (Dazhui 大椎)
1. Øvre Lemmer
   LI-15 (Jianyu 肩髃), LI-10 (Shousanli 手三里), LI-11 (Quchi 曲池), SJ-15 (Waiguan 外关), LI-4 (Hegu 合谷), LI-5 (Yangxi 阳溪), SI-4 (Wangu 腕骨), EX-UE9 (Baxie 八邪)

2. Nedre Lemmer

GB-30 (Huantiao 环跳), GB-29 (Juliao 巨髎), EX-LE4 (Xiyan 膝眼), GB-34 (Yanglingquan 阳陵泉), ST-34 (Liangqiu 梁丘), GB-39 (Xuanzhong 悬钟), LIV-8 (Ququan 曲泉), BL-60 (Kunlun 昆仑), ST-41 (Jiexi 解溪), GB-20 (Fengchi 凤池)

(1) Smerte
GB-20 (Fengchi 凤池), SP-10 (Xuehai 血海), BL-17 (Geshu 膈俞)

(2) Lemmer Tyngde
LI-4 (Hegu 合谷), LI-11 (Quchi 曲池), SP-9 (Sanyinjiao 三阴交)

- **Bemærkninger**

Moxibution og Øreakupunktur er nyttig til behandling.

- **Øreakupunktur**

Lever, Milt, Nyre, Shenmen

- **Empiriske akupunkturpunkter**

SI-4 (Wangu 腕骨), LI-4 (Hegu 合谷), ST-44 (Neiting 内庭), SP-6 (Sanyingjiao 三阴交), EX-UE9 (Baxie 八邪)

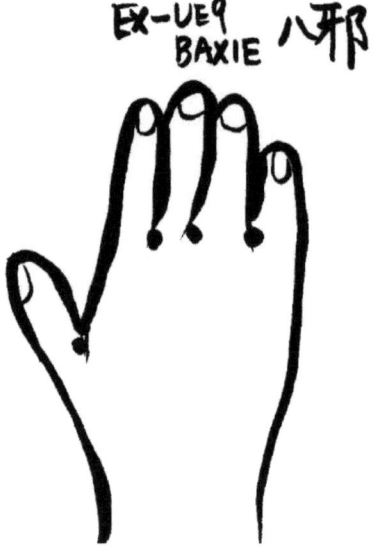

1-38 Seminalemission 遗精 Yijing

- **Symptomer**

1. Natlig Emission
   Det kan være med drømme,
   svimmelhed, hjertebanken, sløvhed, slapphed,
   gul urin, rød tunge, trådet hurtig puls.

2. Ufrivillig Emission
   Hyppig mission, bleg hud, sløvhed, ømhed i
   lændeområdet, afmagring, bleg tunge, dyb
   puls.

- **Behandling**

   Recepter
1. Natlig Emission
   HT-7 (Shenmen 神门), BL-15 (Xinshu 心俞), BL-23 (Shenshu 肾俞), BL-52 (Zhishi 志室), KI-3 (Taixi 太溪), Ren-4 (Guanyuan 关元), P-6 (Neiguan 内关), SP-6 (Sanyinjiao 三阴交)

2. Ufrivillig Emission
   ST-36 (Zusanli 足三里), BL-23 (Shenshu 肾俞), KI-3 (Taixi 太溪), SP-6 (Sanyinjiao 三阴交), REN-

6 (Qihai 气海), REN-4 (Guanyua 关元), KI-12 (Dahe 大赫)

- **Øreakupunktur**

Endokrin, Hjerte, Nyre, Shenmen, Testis, Excitationspunkt

1-39 Skuldersmerter 肩痛 Jiantong

Skuldersmerter betegnes i TCM som frossen skulder eller halvtreds år gammel skulder. Den eksogene patogene vind, kulde og fugt overvinder patienter, der er udmattede, overbelastede, sårede og mens de sover i skulderen.

- **Symptomer**

Smerter på skuldre lindrer om dagen og forværres om natten. Det kan involvere bagside. Det kan forværres med kulde og lindre med varme.

- **Behandling**

  Recepter
  LI-15 (Jianyu 肩髃), LI-11 (Quchi 曲池), LI-14
  (Binao 臂臑), LI-4 (Hegu 合谷), SI-9 (Jianzhen
  肩贞), SI-3 (Houxi 后溪), SJ-5 (Waiguan 外关)

- **Bemærkninger**

  Det er kendetegnet ved en kraftig smerte i
  skuldrene, og det ser mest ved personer efter
  halvtreds år.

- **Øreakupunktur**

  Skulder, Skulderled, Kraveben, Sympatisk,
  Subcortex

  * Se Frosne Skuldre.

1-40 Stiv hals 落枕 Laozhen

- **Symptomer**

Det er forårsaget af eksogen patogen vind og kulde og også mens du sover. I nogle tilfælde kan smerten sprede sig til skulderen på den berørte side, og den forværres af halsens bevægelse.

- **Behandling**

  Recepter
  LI-4 (Hegu 合谷), DU-14 (Dazhui 大椎), Ex-UE24 (Laozhen 落枕), GB-20 (Fengchi 凤池), GB-34 (Yanglingquan 阳陵泉), GB-39 (Xuanzhong 悬中), SI-6 (Yanglao 养老), SI-3 (Houxi 后溪), BL-10 (Tianzhu 天杼)

- **Bemærkninger**

  Kombineret med GB-39 (Xuanzhong 悬 中) og SI-3 (Houxi 后 溪) og GB-34 (Yanglingquan 阳 陵 泉) og SI-6 (Yanglao 养老) gør effektiviteten på den berørte hals. GB-40 (Qiuxu 丘 墟). Yuan af GB og nakkesmerter.

- **Øreakupunktur**

Shenmen, Neck, Cervical Vertebrae, Adrenal Gland, Central Rim, Occiput, External Genital Organ

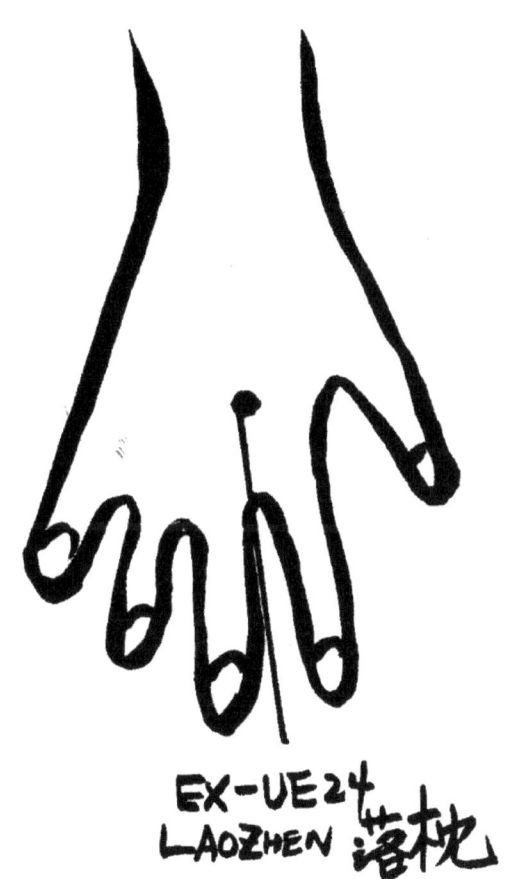

1-41 Skizofreni 精神分裂症
Jingshenfenliezheng

- **Symptomer**

1. Overstrømmende af Hjerte og Lever Ild
   Stimulering, mani, ikke sove hele natten, glødende øjne, øget styrke, gul og brun urin, gul tunge og hurtig puls.

1. Slim og Qi Stagnation
   Mental depression, sløve øjne, anoreksi, hvid fedtet tunge, glat puls.

2. Qi Stagnation og Blodstasis
   Langvarig mani, mental ustabilitet, vildfarelse, søvnløshed, mat teint, tør hud, lilla tunge og dyb puls.

3. Varme og Milt Asteni
   Depression, hjertebanken, skræmme, inaktivitet, lys tunge og blød og svag puls.

- **Behandling**

Recepter
DU-20 (Baihui 百会), P-7 (Daling 大陵), ST-40 (Fenglong 丰隆)
DU-26 (Shuigou 水沟), LU-11 (Shaoshang 少商), P-8 (Laogong 劳宫), DU-14 (Dazhui 大椎), SP-1 (Yinbai 隐白), HT-7 (Shenmen 神门), P-5 (Jianshi 间使), REN-17 (Shanzhong 膻中), LI-4 (Hegu 合谷), LI-11 (Quchi 曲池), LIV-3 (Taichong 太冲), BL-15 (Xinshu 心俞), BL-20 (Pishu 脾俞), ST-36 (Zusanli 足三里), SP-6 (Sanyinjiao 三阴交)

- **Elektroakupunktur**

  Ovennævnte recepter punkter.

1-42 Opkast 呕吐 Outu

- **Symptomer**

1. Tilbageholdelse af Mad

Dette er kendetegnet ved epigastrisk udspilning, opkastning med sur smag, hævelse, mavesmerter, dårlig gas, forstoppelse, fedtet belægning på tungen, glat puls.

2. Invasion af Lever Qi i Maven
   Dette er kendetegnet ved opkastning, surtopkast, hyppige opstød, udspilning i hypokondriac regionen, tynd fedtet belægning på tungen, wiry puls.

3. Svaghed i Mave og Milt
   Gusten ansigtsfarve, manglende appetit, løs afføring, bleg, klæbrig tunge, svag blød puls.

- **Behandling**

   Recepter
1. Tilbageholdelse af Mad
   ST-36 (Zusanli 足三里), P-6 (Neiguan 内关), REN-12 (Zhongwan 中脘), REN-10 (Xiawan 下脘), REN-21 (Xuanji 璇玑), SP-14 (Fujie 腹結)

2. Invasion af Lever Qi i Maven
   ST-36 (Zusanli 足三里), Liv-3 (Taichong 太冲), P-6 (Neiguan 内关), REN-13 (Shangwan 上脘),

ST-21 (Liangmen 梁门), GB-34 (Yanglingquan 阳陵泉)

3. Svaghed I Mave og Milt
BL-20 (Pishu 脾俞), BL.21 (Weishu 胃俞), ST-36 (Zusanli 足三里), SP-4 (Gongsun 公孙), P-6 (Neiguan 内关), SP-9 (Yinlingquan 阴陵泉)

- **Øreakupunktur**

  Mave, Lever, Sympatisk, Occiput, Subcortex, Shenmen

1-43 Vindslag Z 中风 hongfeng

- **Symptomer**

1. Alvorlig Type, der angriber Zangfu
Denne tilstand er kritisk med pludselig indtræden. Manifestationen involverer pludselig at falde ned, forvirret mental tilstand, spyt som løber fra mundvigen.

(1) Spændt Type
Manifestationerne er pludseligt sammenbrud, koma-låste kæber, knyttede næver og kæber,

grov vejrtrækning, grå mørk tunge belægning, blød rullende puls.

(3) Slap Type
Manifestationerne er pludselig at falde ned, koma, lukkede øjne, åbning af munden, sved over hoved og ansigt, inkontinens i urin og afføring, slap tunge, trådt puls.

2. Mild Type (angriber Meridianer)
Tilstanden er mild type. Manifestationerne er hemiplegi, følelsesløshed i hud og lemmer, afvigelse i mund og øjne, svimmelhed, gul fedtet belægning på tungen, wiry langsom puls.

• **Behandling**

Recepter
(Punkterne er efter symptomer og tegn)

1. Alvorlig Type, der angriber Zangfu
(1) Spændt Type
DU-20 (Baihui 百会), KI-1 (Yongquan 涌泉), LIV-3 (Taichong 太冲), ST-40 (Fenglong 丰隆), P-8 (Laogong 劳宫), DU-26 (Shuigou 水沟, Renzhong 人中),

*12 Jing-Well punkter af begge hænder

- Klemt Kæbe
  ST-6 (Jiache 颊车), ST-7 (Xiaguan 下关), LI-4
  (Hegu 合谷)

- Gurgling med Sputum
  ST-40 (Fenglong 丰隆), REN-22 (Tiantu 天突)

- Afasi og Stivhed i Tungen
  Ren-23 (Lianquan 廉泉), DU-15 (Yamen 亚门),
  HT-5 (Tongli 通里)

(2) Slap Type
  REN-6 (Qihai 气海), REN-4 (Guanyuan 关元),
  ST-36 (Zusanli 足三里), DU-26 (Shuigou 水沟,
  Renzhong 人中)

- Hemiplegi
  DU-20 (Baihui 百会), DU-16 (Fengfu 风府)

- Øvre Ekstremitet
  LI-11 (Quchi 曲池), SJ-5 (Waiguan 外关), LI-4
  (Hegu 合谷), LI-15 (Jianyu 肩髃), GB-34

(Yanglingquan 阳梁泉), ST-36 (Zusanli 足三里), ST-41 (Jiexi 解溪)

2. Mild Type (angriber Melidianer)
DU-20 (Baihui 百会), DU-16 (Fengfu 风府), ST-9 (Renying 人迎)

- **Bemærkninger**

  Det kan anvendes i hovedbunden akupunktur ved hjælp af bevægelsesområdet og taleområdet.

- **12 Jing-Well punkter**

  LU-11 (Shaoshang 少商), SP-1 (Yinbai 隐白), HT-9 (Shaochong 少冲), KI-1 (Yongquan 涌泉), P-9 (Zhongchong 中冲), LIV-1 (Dadun 大敦), LI-1 (Shangyang 商阳), ST-45 (Lidui 历兑), SI-1, (Shaoze 少泽), BL-67 (Zhiyin 至阴), SJ-1 (Guanchong 关冲), GB-44 (Zuqiaoyin 足窍阴)

- **Hovedbunden akupunktur**
  Motorområde, taleområde

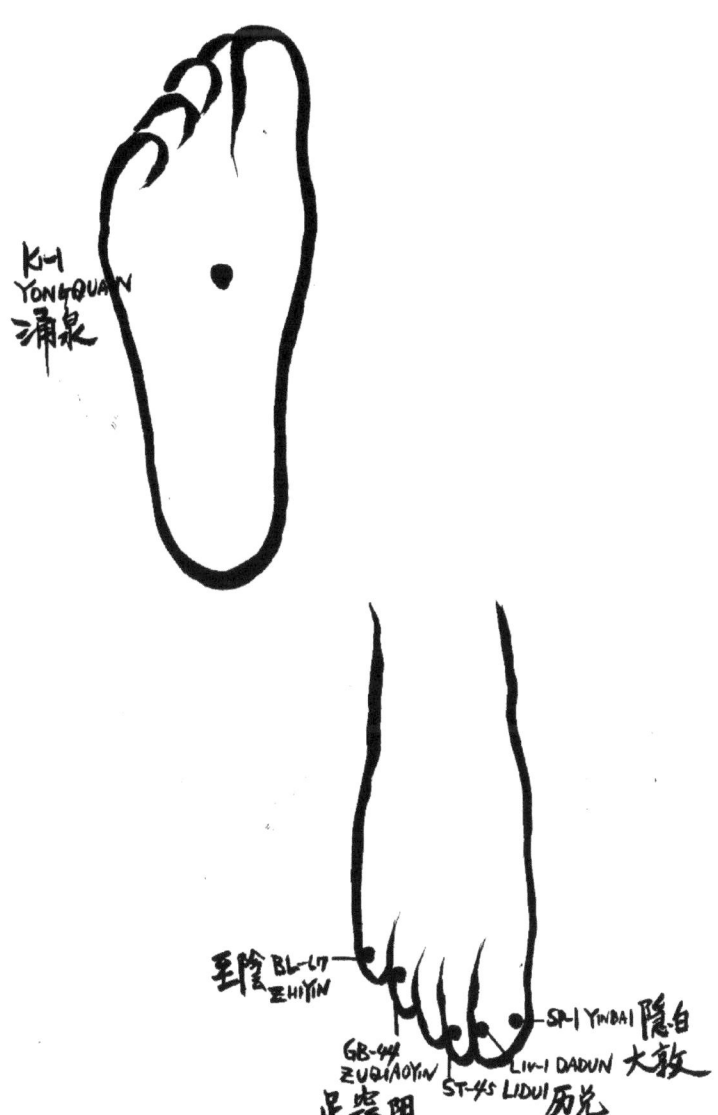

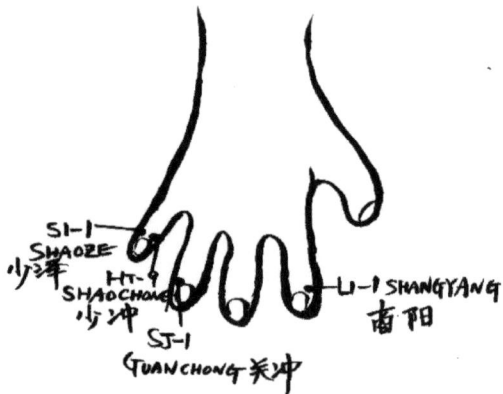

SI-1
SHAOZE
少泽

HT-9
SHAOCHONG
少冲

SJ-1
GUANCHONG 关冲

LI-1 SHANGYANG
商阳

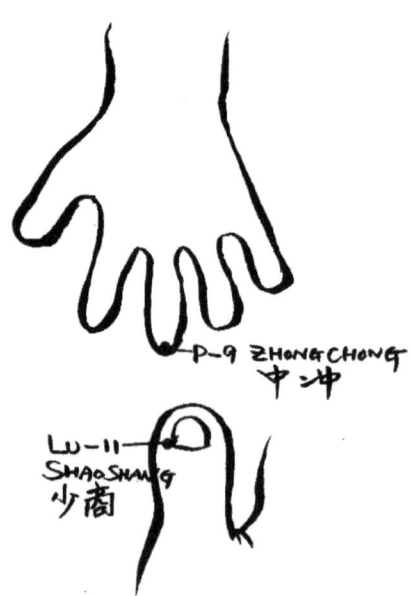

P-9 ZHONGCHONG
中冲

LU-11
SHAOSHANG
少商

1-44 Wei Syndrom 痿症 Weizheng

- **Symptomer**

  Wei syndrom er karakteriseret ved muskel slaphed eller atrofi af ekstremiteter med motorisk svækkelse.

1. Varme i Lungerne
   Det sker normalt under eller efter en febersygdom. Manifestationer er feber, hoste, rastløshed, tørstig, sparsom urin, rød tunge med gul belægning, trådet hurtig puls.

2. Fugtig-Varme
   Manifestationerne er kraftig fornemmelse i kroppen, gusten ansigtsfarve, sløvhed, uklar urin, kraftig sved, varm fornemmelse i fodsålerne, gul fedtet belægning på tungen, blød hurtig puls.

3. Mangel på Lever og Nyre
   Manifestationerne er ømhed og svaghed i lændeområdet, sløret syn,

4. Traume

Kontusion forårsager skade på meridianerne og fører til forsinket Qi og blodcirkulation. Som et resultat er musklerne og senerne dårligt ernærede, tynd hvid tunge belægning, langsom tøvende puls.

- **Behandling**

  Recepter
  1. Varme I Lungerne

- Øvre Lemmer
  LI-15 (Jianyu 肩髃), LI-11 (Quchi 曲池), SJ-5 (Waiguan 外关), LI-4 (Hegu 合谷)

- Nedre Lemmer
  ST-36 (Zusanli 足三里), ST-31 (Biguan 髀关), ST-41 (Jiexi 解溪), GB-30 (Huantiao 环跳), GB-34 (Yanglingquan 阳陵泉) GB-39 (Xuanzhong 悬钟)
  2. Fugtig-Varme

  BL-20 (Pishu 脾俞), SP-9 (Yinlingquan 阴陵泉)

  3. Mangel på Lever og Nyre

BL-18 (Ganshu 肝俞), BL-23 (Shenshu 肾俞), KI-3 (Taixi 太溪)

4. Traume
EX-B2 (Jiaji 夹脊) for rygmarvsskade.

- **Bemærkninger**

   Der ses akut myelitis, progressiv myatrofi, myasthenia gravis, periodisk lammelse og hysterisk lammelse.

- **Blomme Blomster nål**

   Hånd og fodpunkter Yangming-meridianer, EX-B2 (Jiaji 夹脊)

KAPITEL 2. Gynækologi

2-1 Amenoré 闭经 Bijing

• **Symptomer**

1. Blodstasis
   Denne type amenoré er kendetegnet ved fravær af menstruation, udspiling og smerter i underlivet som forværres ved presning, men lindres af varme, mørklilla tunge, dyb wiry puls.

2. Blodmangel
   Denne type amenoré er kendetegnet ved forsinket menstruationsperiode og gradvist faldende i mængden af strømning. Det ledsages af ømhed i lændeområdet og knæ, svimmelhed, løs afføring, hjertebanken, bleg, hvid belægning på tungen, stram, svag puls.

• **Behandling**

   Recepter
1. Blodstasis

REN-3 (Zhongji 中极), LI-4 (Hegu 合谷), BL-18 (Ganshu 肝俞), BL-19 (Danshu 胆俞), LIV-2 (Xingjian 行间), LIV-3 (Taichong 太冲), SP-6 (Sanyinjiao 三阴交), SP-10 (Xuehai 血海)

2. Bodmangel

REN-4 (Guanyuan 关元), REN-6 (Qihai 气海), BL-23 (Shenshu 肾俞), BL-18 (Ganshu 肝俞), BL-20 (Pishu 脾俞), ST-36 (Zusanli 足三里), SP-6 (Sanyinjiao 三阴交)

- **Bemærkninger**

Dette refererer til kvinder, der ikke har en oplevelse af at få menstruationsstrøm i en alder af 18, og også kvinder, der er ophørt med at have menstruationsstrøm over tre måneder.

- **Øreakupunktur**

Endokrin, Æggestokke, Livmoder, Lever, Nyre, Binyrerne, Hjerte

2-2 Brystabscess 乳房脓肿 Rufangnongzhong

Dette er akut lidelse, og det forekom mest i ammeperioden efter fødslen.

- **Symptomer**

  Manifestationerne er rødme, smerte, hævelse ledsaget af hovedpine, feber, kulderystelser, kvalme, vanskelig amning, når det er i det tidlige stadium.
  Akut mastitis i moderne medicin.

- **Behandling**

  Recepter
  ST-36 (Zusanli 足三里), LIV-3 (Taichong 太冲), ST-18 (Rugen 乳根), GB-21 (Jianjing 肩井), REN-17 (Shanzhong 膻中), SI-1 (Shaoze 少泽), LI-4 (Hegu 合谷), SJ-5 (Waiguan 外关), GB-41 (Zulinqi 足临泣)

- **Bemærkninger**

  Akut Mastitis i moderne medicin.

2-3 dysmenoré 痛经 Tongjing

- **Symptomer**

1. Status for Qi og Blod
   Denne type er præmenstruelle kramper, der er
   fast i underlivet.
   Udvidende smerter i underlivet med udspiling
   i brystet og det hypokondriale område, der
   optræder   før   eller   efter
   menstruationsstrømmen, ledsaget af dryp af
   sparsom mørklilla farve med blodklumper,
   mørklilla tunge, blød puls.

2. Yin Mangel i Lever og Nyre
   Denne type smerter i underlivet i det sene
   stadium   af   menstruation   eller
   postmenstruation lindres ved at trykke under
   eller efter menstruationsstrømmen. Det er
   mild smerte, men vedvarende smerte. Den
   sparsomme strømning den lyserøde farve, kan
   ledsages af svimmelhed, hjertebanken, ømhed
   i lændeområdet og knæene, tynd hvid
   belægning på tungen, dyb puls.

- **Behandling**

Recepter

1. Status for Qi og Blood

SP-10 (Xuehai 血海), LI-4 (Hegu 合谷), SP-6 (Sanyinjiao 三阴交), LIV-3 (Taichong 太冲)

2. Yin Mangel I Lever og Nyre

REN-4 (Guanyuan 关元), BL-20 (Pishu 脾俞), BL-23 (Senshu 肾俞), ST-36 (Zusanli 足三里), SP-6 (Sanyinjiao 三阴交), BL-18 (Ganshu 肝俞)

- **Bemærkninger**

  Det refererer til periodisk smerte, og i alvorligt tilfælde kan det involvere i underlivet, og påvirk lumbosacralområdet.

- **Øreakupunktur**

  Endokrin, Livmoder, Æggestok, Central Kant, Nyre, Indre Kønsorganer, Sympatisk, Subcortex

2-4 Uregelmæssig menstruation 月经不调 Yuejingbutiao

- **Symptomer**

1. Forud for menstruationsstrømmen
   Flowet er fremskredet mindst syv dage, og det kan have frisk rød eller lilla rød farve. Symptomerne optræder irritabilitet, mundtørhed, nattesved, feberagtige håndflader og såler, rød tunge med mindre belægning, hurtig puls.

2. Forsinket menstruationsstrøm
   Denne tilstand kan være den type mangel eller overskydende faktorer. Mangel forårsaget af mangel på næringsstofblod eller Yang Qi. Overskud forårsaget af stagnation af Qi og blod fra Chong og Ren meridianer, hvilket fører til forsinket menstruationsstrøm.

3. Forstyrrelse af menstruationsstrømmen
   Denne tilstand er for det meste forårsaget af nedsat cirkulation af Qi og blod på grund af stagnation af lever-Qi, mangel på nyre-Qi, og faktorerne er som følelsesmæssig depression,

vrede, og som et resultat, bliver det uordentligt menstruations flow.

- **Behandling**

Recepter
1. Forud for Menstruationsstrømmen
   REN-6 (Qihai 气海), SP-6 (Sanyinjiao 三阴交), SP-1 (Yinbai 隐白), ST-36 (Zusanli 足三里)

2. Forsinket Menstruationsstrøm
   SP-6 (Sanyinjiao 三阴交), SP-8 (Diji 地机), LI-4 (Hegu 合谷), BL-17 (Geshu 膈俞), REN-4 (Guanyua 关元)

3. Forstyrrelse af Menstruationsstrømmen
   LIV-3 (Taichong 太冲), SP-6 (Sanyinjiao 三阴交), BL-18 (Ganshu 肝俞), REN-3 (Zhongji 中极)

- **Bemærkninger**

Det refererer til cyklus, varighed, farve, mængde. Disse er relateret til miljøændringer og følelsesmæssig forstyrrelse.

- **Øreakupunktur**

Endokrine, Nyre, Æggestokke, Bækken, Indre Kønsorganer, Central kant, Sympatisk

2-5 Infertilitet 不孕症 Buyunzheng

- **Symptomer**

1. Nyre Mangel
   Det vedrører uregelmæssige menstruationer og sparsom strøm af lys rød farve. Manifestationerne er tinnitus, svimmelhed, ømhed i lændeområdet og knæet, bleghvid belægning på tungen og dyb, trådet klar puls.

2. Blod Mangel
   Det vedrører sparsom strøm af lys rød farve og forsinket menstruation. Manifestationerne er afmagring, svimmelhed, sløvhed, bleg tunge med lille belægning, dyb puls.

3. Kulde i Livmoderen
   Det vedrører normal menstruation, men cyklussen forlænges undertiden med mørke blodpropper. Manifestationerne er kolde

lemmer, smerter i underlivet, rigelig urin, bleg tunge med hvid belægning og dyb langsom puls.

4. Slim-Fugt Tilbageholdelse
Det vedrører en overvægtig konstitution, langvarig cyklus, kraftig klæbrig leukorré, svimmelhed, hjertebanken, hvid klæbrig belægning på tungen og blød glat puls.

- **Behandling**

  Recepter
  1. Nyre Mangel
     DU-4 (Mingmen 命门), BL-23 (Shenshu 肾俞), SP-6 (Sanyinjiao 三阴交), KI-3 (Taixi 太溪)

  2. Blod Mangel
     SP-6 (Sanyinjiao 三阴交), REN-6 (Qihai 气海), ST-36 (Zusanli 足三里), EX-CA1 (Zigong 子宫)

  3. Kulde i Livmoderen
     DU-4 (Mingmen 命门), REN-4 (Guanyuan 关元), EX-CA1 (Zigong 子宫), Moxibution

  4. Slim-Fugt Tilbageholdelse

REN-3 (Zhongji 中极), SP-6 (Sanyinjiao 三阴交), SP-8 (Diji 地极), ST-30 (Qichong 气冲), ST-40 (Fenlong 丰隆)

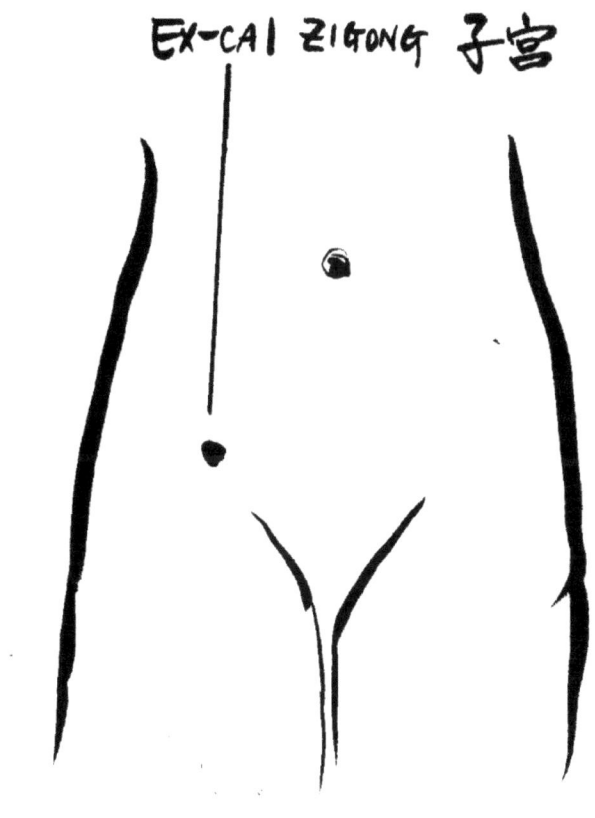

2-6 Utilstrækkelig Mælkedannelse 乳汁少 Ruzhishao

- **Symptomer**

1. Qi og Blod Mangel
   Det er kendetegnet ved sparsom eller fravær af mælk efter fødslen eller fald i mængden under amning. Brysterne føles bløde uden spænding. Manifestationerne er løs afføring, slaphed, anoreksi, bleg tunge med mindre belægning og trådet puls.

2. Lever Qi Stagnation
   Der er insufficiens eller fravær af mælkeproduktion og forekomst af anoreksi, hypokondriak smerte, fylde i brystet, følelsesmæssig depression, irritabilitet, tynd gul tunge, wiry, hurtig puls.

- **Behandling**

   Recepter
1. Qi og Blod Mangel

ST-18 (Rugen 乳根), SI-1 (Shaoze 少泽), REN-17 (Shanzhong 膻中), BL-20 (Pishu 脾俞, ST-36 (Zusanli 足三里)

2. Lever Qi Stagnation
P-6 (Neiguan 内关), LIV-14 (Qimen 气门), ST-18 (Rugen 乳根), REN-17(Shanzhong 膻中), SI-1 (Shaozeshao 少泽)

- **Bemærkninger**

  I TCM omdannes mælk fra Qi og Blod.

2-7 Leukorrhea 带下 Daixia

- **Symptomer**

  Leukorrhea kan differentieres som hvid eller gul udflåd.

1. Milt Mangel
Hvid eller svagt gullig af klæbrig kvalitet uden dårlig lugt. Manifestationerne er løs afføring,

gusten teint, slaphed, bleg tunge med klæbrig belægning og langsom svag puls.

2. Nyre Mangel
   Der kan være meget udledning af hvid og tynd kvalitet ledsaget af ømhed i lændeområdet, løs afføring, hyppig vandladning, bleg tunge med hvid belægning og dyb langsom puls.

3. Fugt-Varme Tilbageholdelse
   Det er gult udflåd med dårlig lugt og ledsaget af kløe i vagina, sparsom vandladning, tørst, klæbrig gul tunge og hurtig glat puls.

- **Behandling**

  Recepter
  1. Milt Mangel
     GB-26 (Daimai 带脉), SP-6 (Sanyinjiao 三阴交), REN-6 (Qihai 气海), BL-30 (Baihuanshu 白环俞)

  2. Nyre Mangel
     GB-26 (Daimai 带脉), SP-6 (Sanyinjiao 三阴交), REN-6 (Qihai 气海), REN-4 (Guanyuan 关元), BL-23 (Senshu 肾俞), KI-6 (Zhaohai 照海), ST-36 (Zusanli 足三里)

3. Fugt-Varme Tilbageholdelse
GB-26 (Daimai 带脉), SP-6 (Sanyinjiao 三阴交),
REN-6 (Qihai 气海), SP-9 (Yinlingquan 阴陵泉),
LIV-2 (Xingjian 行间), GB-39 (Xuanzhong 悬钟),
BL-32 (Ciliao 次髎), REN-3 (Zhonji 中极)

- **Bemærkninger**

  Det refererer til hvid udledning af en unormal
  farve, kvalitet og lugt.

- **Øreakupunktur**

  Livmoder, Æggestok, Endokrin, Milt, Nyre

2-8 Morgensygdom 孕吐 Yuntu

- **Symptomer**

1. Milt og Mavesvigt
   Det er kendetegnet ved udspiling i
   hypokondriak regionen med kvalme,

opkastning kan finde sted lige efter fødeindtagelse eller lugt af mad. Symptomerne ledsages af svimmelhed, sløvhed, åndenød, hjertebanken, bleg tunge med hvid klæbrig belægning og langsom glat puls.

2. Lever og Mave Inkoordination
Det er kendetegnet ved opkastning af bitter eller sur væske. Symptomerne er fylde i brystet, smerter i hypochondriac-regionen, bøvsen, svimmelhed, overdreven tørst, bitter smag i munden, bleg tunge og wiry glat puls.

- **Behandling**

  Recepter
1. Milt og Mavesvigt
ST-36 (Zusanli 足三里), P-6 (Neiguan 内关), REN-12 (Zhongwan 中脘), SP-4 (Gongsun 公孙) , BL-21 (Weishu 胃俞)

2. Lever og Mave Inkoordination
REN-12 (Zhongwan 中脘), ST-36 (Zusanli 足三里) LIV-3 (Taichong 太冲), P-6 (Neiguan 内关)

- **Bemærkninger**

Morgenkvalme, der er gravid obstruktion, såsom opkastning. Det er den tidlige reaktion under graviditeten i de første tre måneder.

- **Øreakupunktur**

  Shenmen, Nyre, Mave, Milt, Occiput, Lever, Subcortex, Bugspytkirtel og Galdeblære

2-9 Fejlagtig placering af fosteret 胎位不正 Taiweibuzheng

- **Symptomer**

  Fejlagtig placering af fosteret betyder, at fosteret er i en unormal position i livmoderen efter tredive ugers graviditet. Det ses ofte hos multipara eller gravide kvinder, der har sløvhed i bugvæggen.

- **Behandling**

  Recepter

BL-67 (Zhiyi 至 阴) med Moxibution i 15 minutter 1-2 gange hver dag, indtil fostrets position er normal.

- **Bemærkninger**

Behandling i siddestilling på stolen eller liggende. Ifølge rapportens historie viser 80% af succesraten.

- **Øreakupunktur**

Nyre, Subcortex, Livmoder, Endokrin

2-10 Metrorrhagia 出血性 Chuxiexing

- **Symptomer**

1. Milt Mangel
Pludselig voldsom metrorragi er sparsom blødning i lyserød farve, slaphed, åndenød,

dårlig appetit, løs afføring, bleg tunge med tynd hvid belægning og svag trådet puls.

2. Nyre Mangel
Symptomerne inkluderer overflod af dryppende blødning med lyserød farve, kolde lemmer, ømhed i lænden og knæene, bleg tunge med hvid belægning og dyb puls.

3. Blod Varme Tilbageholdelse
Manifestationerne er dyb rød farve, rastløshed, tørst, forstoppelse, rød tunge med gul fedtet belægning og hurtig fuld puls.

- **Behandling**

  Recepter
  REN-4 (Guanyuan 关元), SP-1 (Yinbai 隐白), SP-6 (Sanyinjiao 三阴交)

1. Milt Mangel: ST-36 (Zusanli 足三里), BL-20 (Pishu 脾俞)
2. Nyre Mangel: KI-3 (Taixi 太溪)
3. Blod Varme Tilbageholdelse: SP-10 (Xuehai 血海), LIV-2 (Xingjian 行间)

- **Bemærkninger**

Metrorrhagia refererer til livmodertypen, der bløder irrelevant for den normale menstruation.

- **Øreakupunktur**

Livmoder, Endokrin, Æggestok, Nyre, Milt, Shenmen, Lever

2-11 Overgangsalder 绝经 Juejing

Det ses normalt hos en kvinde, der er omkring 55 år gammel, og i perioden før eller efter ophør.

- **Symptomer**

Manifestationerne er pludseligt ophør eller menstruationsforstyrrelser og rødmen i ansigtet, slaphed, svedtendens, sløvhed, depression, irritabilitet, søvnløshed, hjertebanken.

- **Behandling**

Recepter
ST-36 (Zusanli 足三里), SP-6 (Sanyinjiao 三阴交), LIV-3 (Taichong 太冲), P-6 (Neiguan 内关), HT-5 (Tongli 通里)

- **Empiriske punkter**

Li-4 (Hegu 合谷), LI-11 (Quchi 曲池), DU-24 (Shenting 神庭), SP-6 (Sanyinjiao 三阴交), ST-36 (Zusanli 足三里), KI-6 (Zhaohai 照海), LIV-3 (Taichong 太冲), GB-12 (Wangu 完骨), GB-14 (Yangbai 阳白), BL-2 (Zanzhu 攒竹)

KAPITEL 3. Kirurgisk og dermatologisk sygdom

3-1 Bumser 痤疮 Cuochuang

- **Symptomer**

  Bumser er de fleste tilfælde i ansigtet, som kan frigive hvide legemer efter klemning. Dette følger af dannelsen af små pustler med let varierende feber, kløe og smertefølelse.

- **Behandling**

  Recepter
  SP-6 (Sanyinjiao 三阴交), LIV-3 (taichong 太冲), LI-4 (Hegu 合谷), LI-11 (Quchi 曲池), GB-20 (Fengchi 凤池), BL-13 (Feishu 肺俞), DU-10 (Lingtai 灵台)

- **Bemærkninger**

  Bumser er for det meste forårsaget af varme i huden, såsom vindvarme og tilbageholdelse af varme.

- **Øreakupunktur**

Endokrin, Subcortex, Lunger, Indre Kønsorganer, Æggestokke, Testikler, Binyrerne

3-2 Eksem 湿疹 Shizhen

- **Symptomer**

1. Akut
   Det er kendetegnet ved en hurtig begyndelse af erytem. Klyngerne og flagerne kan gå i stykker ved at kradse, og det kan blive til svær kløe, rød tunge med klæbrig belægning og hurtig glat puls.

2. Kronisk
   Efter gentagen angrebende eksem i lang tid kan det være forårsaget af blodmangel. Manifestationerne er ruhed af huden, rød

tunge med mindre belægning og hurtig trådet puls.

- **Behandling**

Recepter
1. Akut
   DU-14 (Dazhui 大椎), LI-11 (Quchi 气海), SP-6 (Sanyinjiao 三阴交), SP-9 (Yinlingquan 阴陵泉), DU-10 (Lingtai 灵台)

2. Kronisk
   SP-6 (Sanyinjiao 三阴交), SP-10 (Xuehai 血海), ST-36 (Zusanli 足三里), LIV-3 (Taichong 太冲), BL-17 (Geshu 膈俞), DU-10 (Lingtai 灵台)

- **Øreakupunktur**

Hjerte, Lunger, Shenmen, Milt, Binyrerne

3-3 Struma 甲状腺肿
Jiazhuangxianzhong/Qiying 气瘿

Struma er karakteriseret ved en forstørrelse af skjoldbruskkirtlen, der forårsager hævelse i den forreste del af halsen.

- **Symptomer**

  Hævelse i halsen, som kan ledsages af tilstoppelse i brystet, hjertebanken, åndenød, blød, rullende puls.

- **Behandling**

  Recepter
  REN-22 (Tiantu 天突), SJ-17 (Yifeng 翳风), LI-4 (Hegu 合谷), ST-40 (Fenglong 丰隆), ST-36 (Zusanli 足三里), LI-17 (Tianding 天鼎), SI-17 (Tianrong 天容), SJ-13 (Naohui 臑会)

- **Bemærkninger**
  Det kan være forårsaget af angst eller mental depression, som fører til stagnation af Qi og akkumulerer væskedannende slim.

- **Øreakupunktur**

  Skjoldbruskkirtel, Endokrin, Central kant, Sanjiao, Nyre, Lever, Cerebral Thalamus

3-4 Helvedesild 带状疱疹
Daizhuangpaozhen / Chanyaohuodan

Det er kendt som varmeudslæt, og det påvirker for det meste lændeområdet.

- **Symptomer**

  Der forekommer hovedsageligt små vesikler, såsom perler, der hovedsagelig dannes i lændeområdet og i taljen med rødfarvede blærer. Manifestationerne er brændende smerte fornemmelse.

- **Behandling**

  Recepter
  LI-11 (Quchi 曲池), SP-10 (Xuehai 血海), BL-40 (Weizhong 委中), EX-B2 (Jiaji 夹脊), GB-34 (Yanglingquan 阳陵泉)

  Tilføjelse: Efter type
  1. Vind-Varme Type
     LIV-2 (Xingjian 行间), LIV-3 (Taichong 太冲), GB-44 (Zuqiaoyin 足窍阴), GB-41 (Zulinqi 足临泣), DU-10 (Lingtai 灵台), SJ-6 (Zhigou 支沟)

2. Fugtig-Varme Type
SP-4 (Gongsun 公孙), SJ-5 (Waiguan 外关), ST-44 (Neiting 内庭), ST-36 (Zusanli 足三里), GB-43 (Xiaxi 侠溪)

- **Øreakupunktur**

Øre Apex, Nyre, Shenmen, Lever, Endokrin, Subcortex

3-5 brok 疝 Shan

- **Symptomer**

Manifestationerne er smerter i testikler, underliv, hævelse og trækkende fornemmelse af pungen.
1. Kulde Brok
2. Fugtig Varme Brok

- **Behandling**

Recepter
LIV-3 (Taichong 太冲), REN-3 (Zhongji 中极),
REN-4 (Guanyuan 关元), SP-6 (Sanyinjiao 三阴
交)

(1) Øvre punkt og nedre punkt
ST-36 (Zusanli 足三里), LI-11 （Quchi 曲池),
SP-12 (Chongmen 冲门), SP-6 (Sanyinjiao 三阴
交)

(2) Lever punkt
REN-6 (Qihai 气海), SP-6 (Sanyinjiao 三阴交),
KI-3 (Taixi 太溪), LIV-1 (Dadun 大敦)

(3) Punkt Zhishanxue (0.5 cun forreste til KI-6
(Zhaohai 照海)

- **Bemærkninger**

  Moxibustion: punkt LIV-1 (Dadun 大敦), SJ-4
  (Yangchi 阳池), M-CA-23 (Sanjiaojiu)Triangular
  Moxibution

3-6 Hæmorroider 痔疮 Zhichuang

Det refererer til hævede eller små muskelstykker, der er udsat for anus internt eller eksternt.

- **Symptomer**

1. Indvendige Hæmorroider

   Fugt-Varme Tilbageholdelse:
   Det involverer smerter i anus og små bløde hævede vener i frisk rød eller purpur grøn farve. Manifestationerne er feber fornemmelse i anus, forstoppelse, rød tunge og hurtig puls.
   Qi-mangel:
   Manifestation, bleg hud, åndenød, dårlig appetit, ingen energi, prolaps af hævede vener, bleg tunge og svag trådet puls.

2. Eksterne Hæmorroider

   Manifestationerne er synlige hævede vener med stor størrelse og hård i naturen. Det kan være forårsaget af langvarig siddende, langvarig stående og anus friktion, som ikke indebærer blødning.

- **Behandling**

  Recepter
  1. Fugtig-Varme Tilbageholdelse
     LI-4 (Hegu 合谷), LI-11 (Quchi 曲池), LU-6
     (Kongzui 孔最), BL-57 (Chengshan 承山), P-4
     (Ximen 郄门), EX-UE-2 (Erbai 二白), DU-20
     (Baihui 百会), SP-5 (Shangqiu 商丘)

  2. Qi Mangel
     LU-6 (Kongzui 孔最), REN-6 (Qihai 气海), DU-
     20 (Baihui 百会), BL-57 (Chengshan 承山), P-
     4 (Ximen 郄门), BL-30 (Baihuanshu 白环俞)

- **Bemækninger**

  Moxibution med punkt DU-20 (Baihui 白会),
  REN-6 (Qihai 气海)

- **Øreakupunktur**

  Tyktarm, Milt, Binyrerne, Subcortex,
  Endetarmen

3-7 Hælsmerter 脚跟痛 Jiaogentong

- **Symptomer**

Manifestationerne er hovedsageligt forstuvning, smerter som opstår skaber ved hælkontakt med jorden og vanskeligt at gå.

- **Behandling**

   Recepter
   ST-7 (Xiaguan 下关), K-3 (Taixi 太溪), Ashi (啊是)punkter

   - **Bemærkninger**

   Alternativ: Rul en tennisbold frem og tilbage med fodsålen mange gange.

3-8 Halsforstuvning 颈扭伤 Jingniushang

Halsforstuvning er kendetegnet ved at det er vanskeligt dreje halsen.

- **Symptomer**

  Manifestationerne er, at de fleste patienter har begrænset bevægelse og vanskeligheder med at vende sig mod anden og bagside, og det kan udstråle mod skulder og arm, men ingen hævelse og rødme på huden, tynd hvid tunge og wiry spændt puls.

- **Behandling**

  Recepter
  GB-20 (Fengchi 凤池), DU-14 (Dazhui 大椎), SI-3 (Houxi 后溪), SI-14 (Jianwaishu 肩外俞), BL-10 (Tianzhu 天柱), GB-21 (Jianjing 肩井)

  • **Øreakupunktur**

  Hals, Occipiput, Urinblære, Subcortex, Shenmen

3-9 Psoriasis 银屑病 Yinxiebing

Det refererer til en kronisk hudtilstand, der er karakteriseret ved gentagen skællet dermatose og har nogle tørre sølv farvet hvide skæl dækket.

- **Symptomer**

1. Fugtig Varme med Vind
   Manifestationerne er, rød tunge med gul fedtet belægning på tungen og hurtig blød puls.

2. Blodmangel med Tør Vind
   Manifestationerne er, rød tunge med hvid belægning og trådet svag puls.

- **Behandling**

Prescription
1. Fugtig Varme med Vind
   Li-4 (Hegu 合谷), LI-11 (Quchi 曲池), GB-20 (Fengchi 凤池), BL-17 (Geshu 膈俞), SP-9 (Yinlingquan 阴陵泉), SP-3 (Taibai 太白), ST-9 (Renying 人迎)

2. Blodmangel med Tør Vind

LI-4 (Hegu 合谷), LI-11 (Quchi 曲池), SP-6 (Sanyinjiao 三阴交), SP-10 (Xuehai 血海), ST-9 (Renying 人迎), ST-36 (Zusanli 足三里)

- **Øreakupunktur**

  Ørepunkt, Lunge, Endokrin, Shenmen, Hjerte, Occiput, Subcortex, Binyrerne

3-10 Scrofula 瘰 Luo

Denne kroniske lidelse i lymfeknuden i halsområdet og såkaldte tuberkulosekugler. Det ses ofte hos børn.

- **Symptomer**

1. Tidligt stadium
   Det ses ikke tydelige tegn. Der ses flere stykker i uregelmæssig størrelse uden smerte og ingen ændring af hudfarven.

2. Mellemstadium

Størrelsen øges med smerter, røde kinder, sløvhed, feber og skiftende feber.

3. Sidste fase

Det er udviklet stadium, og det kan virke purulent stof af fortyndet kvalitet som "Tofu".

- **Behandling**

  Recepter
  LI-11 (Quchi 曲池), LI-14 (Binao 臂臑), LIV-14 (Qimen 期门), P-6 (Neiguan 内关), LIV-2 (Xingjian 行间), SJ-10 (Tianjing 天井), EX-HN15 (Jingbailao 颈白劳), GB-41 (Zulinqi 足临泣), GB-34 (Yinlingquan 阴陵泉)

3-11 stivkrampe 破伤风 Poshangfeng

Det er kendetegnet ved stivhed i ryggen, krampe i sener, muskler og lemmer.

- **Symptomer**

Det kan være smertefuldt ved invasion af eksogen patogen vind i meridianer. Manifestationerne er dårlig næring af sener og kar, krampe, kramper.

- **Behandling**

Recepter
DU-14 (Dazhui 大椎), DU-8 (Jinsuo 筋缩), DU-16 (Fengfu 风府), DU-26 (Renzhong 人中) (Shuigou 水沟), BL-40 (Weizhong 委中), BL-62 (Shenmai 申脉), LIV-3 (Taichong 太冲), LI-4 (Hegu 合谷)

- **Øreacupuncture**

Lever, Shenmen, Brystkasse

3-12 Tennisalbue

Dette sker undertiden, når sportsmandens spillerketcher med rotation af underarmen og bøjning af albueleddet.

- **Symptomer**

Manifestationerne er udsat for kulde- og vindangreb i underarmen, smerter på albuens laterale side, og det er mere smertefuldt at strække eller dreje albuen.

- **Behandling**

Recepter
LI-11 (Quchi 曲池), LI-12 (Zhouliao 肘髎), Ashi point, GB 34 (Yanglingquan 阳陵泉)

3-13 Urticaria 荨麻疹 **Xunmazhen**

Det er pludselig begyndende med kløende flad-toppede vabler af forskellig størrelse på huden. I TCM kalder det Vind vabel.

- **Symptomer**

1. Vind Varme
Manifestationerne er røde udslæt, svær kløe, hurtig puls.

2. Vind Fugt

Manifestationerne er lyserøde eller hvide udslæt overfladisk og hurtig puls.

3. Akkumulering af Varme i Maven og Tarmen
Manifestationerne er røde udslæt, mavesmerter, forstoppelse, diarré, tynd gul tungeovertræk og hurtig puls.

- **Behandling**

  Recepter
  SP-6 (Sanyinjiao 三阴交), SP-10 (Xuehai 血海), LI-11 (Quchi 曲池), LI-4 (Hegu 合谷), ST-36 (Zusanli 足三里), BL-40 (Weizhong 委中), SP-9 (Yinlingquan 阴陵泉)

- **Øreakupunktur**
  Ørepunkt, Lunge, Eendokrin, Binyrerne, Milt, Lever, Vindstrøm

3-14 Vitiligo 白癜风 Baidianfeng

Det er kendetegnet ved hvid plet på huden på plasteret, der ikke har nogen symptomer.

- **Symptomer**

  1. Vitiligo på lokalområdet
  Det er kendetegnet ved grupper af uregelmæssig størrelse af leukoplakia, klare, hvide pletter på huden, ingen kløe, ingen smerte.

  2. Vitiligo spredt
  Det kan strække sig til kroppen, hvide farvepletter.

- **Behandling**

  Recepter
  LI-4 (Hegu 合谷), LI-11 (Quchi 曲池), SP-6 (Sanyinjiao 三阴交), SP-1 (Yinbai 隐白), LIV-3 (Taichong 太冲), ST-9 (Renying 人迎), BL-17 (Geshu 膈俞), BL-18 (Ganshu 肝俞), GB-20 (Fengchi 凤池)

- **Øreakupunktur**

  Lunge, Milt, Hjerte, Shenmen, Subcortex, Binyrerne

KAPITEL 4. Pædiatriske sygdomme

4-1 Enuresis 遗尿症 Yiniaozheng

Det refererer til ufrivillig udledning af et barns urin. Det sker tilfældigt under søvn.

- **Symptomer**

  Det kan ske i flere nætter under søvn. Manifestationerne er sløvhed, dårlig appetit.

- **Behandling**

  Recepter
  REN-3 (Zhongji 中极), REN-4 (Guanyuan 关元), BL-23 (Shenshu 肾俞), SP-6 (Sanyinjiao 三阴交), ST-36 (Zusanli 足三里)

- **Bemærkninger**
  Moxibution kan anvendes.

- **Øreakupunktur**

  Nyre, Urinblære, Milt, Hjernestamme, Lunge, Subcortex, Urinrør

4-2 Infantil krampe 小儿惊风 Xiaoerjingfeng

Spædbørn er ikke fysisk udviklede, og de er mentalt svage.

- **Symptomer**

1. Akut Krampe
   Manifestationerne er høj feber, sammenpressede kæber, opadvendt stirrende øjne, sammentrækning, raslen, hurtig og wiry puls.

2. Kronisk Krampe
   Manifestationerne er bleghed, slaphed, afmagring, intermitterende kramper, løs afføring, klar urin, svag puls.

- **Behandling**

   Recepter
   LI-11 (Quchi 曲池), DU-26 (Renzhong 人中, Shuigou 水沟), EX-UE-11 (Shixuan 十宣)

1. Punkter for forskellige symptomer og tegn

Langvarige Kramper:
LIV-2 (Xingjian 行间), GB-34 (Yanglingquan 阳陵泉), BL-60 (Kunlun 昆仑), SI-3 (Houxi 后溪)

Høj Feber:
LI-4 (Hegu 合谷), DU-14 (Dazhui 大椎)
Koma:
KI-1 (Yongquan 涌泉), P-8 (Laogong 劳宫)

- **Bemærkninger**

  Punkt EX-UE-11 (Shixuan 十宣) lokaliseres på spidserne af de ti fingre, 0,1 cun distalt til neglenes ende.

- **Øreakupunktur**

  Shenmen, Sympatisk, Hjernestamme, Subcortex, Hjerte, Nyre, Mave, Milt

4-3 Infantil Diarré 小儿腹泻 **Xiaoerfuxie**

Det er en almindelig pædiatrisk sygdom, der hovedsagelig manifesteres ved hyppig afføring, vandig afføring. Det kan forekomme på enhver årstid, men forekommer oftest om sommeren og efteråret.

- **Symptomer**

1. Kulde-Fugtig

   Afføringen er vandig, mavesmerter ledsaget af modvilje mod kulde, bleg tunge med tynd belægning og tynd dyb puls.

2. Fugtig-Varme
   Manifestationerne er gul afføring, vandig, feberagtig fornemmelse, gul og fedtet tungeovertræk, glat hurtig puls.

3. Mad Tilbageholdelse
   Manifestationerne er epigastrisk distension, der lindres ved afføring, dårlig appetit, opkastning, tyk gul fedtet tungeovertræk, fuld glat puls.

4. Yang Mangel

Det er kendetegnet ved vandig afføring, kolde lemmer, dårligt humør, bleg tunge med hvid belægning og trådet puls.

- **Behandling**

Recepter
REN-12 (Zhongwan 中脘), ST-25 (Tianshu 天枢), ST-37 (Shangjuxu 上巨虚), EX-UE10 (Sifeng 四缝)

1. Kulde-Fugtig
   REN12 (Zhongwan 中脘), ST-36 (Zusanli 足三里), ST-25 (Tianshu 天枢), REN-8 (Shenque 神阙), REN-4 (Guanyuan 关元)

2. Fugtig-Varme
   ST-25 (Tianshu 天枢), REN-12 (Zhongwan 中脘), ST-36 (Zusanli 足三里), ST-44 (Neiting 内庭), LI-11 (Quchi 曲池)

3. Mad Tilbageholdelse
   REN-12 (Zhongwan 中脘), ST-25 (Tianshu 天枢), ST-36 (Zusanli 足三里), REN-6 (Qihai 气海), ST-44 (Neiting 内庭)

4. Yang Mangel
   DU-20 (Baihuibaihui 百会), ST-36 (Zusanli 足三里), REN-12 (Zhongwan 中脘), BL-20 (Pishu 脾俞), BL-23 (Shenshu 肾俞), LIV-13 (Zhangmen 章门)

- **Bemærkninger**
  I tilfælde af forkølelse, tilføj punkt LI-4 (Hegu 合谷).

4-4 Infantil underernæring 小儿营养不良 Yingyangbuliang

Det findes oftere hos børn under fem år. Det er relateret til faktorerne i uregelmæssig fødeindtagelse, amning, parasitsygdomme, svækkelse af Qi og Blod, Milt og Mave.

- **Symptomer**

  Det er kendetegnet ved afmagring, sløvhed, gusten ansigtsfarve, løse muskler.

Det ledsages af dårlig appetit, dårlig søvn, løs vandig afføring, bleg tunge og svag trådet puls.

It is accompanied by poor appetite, poor sleep, loose watery stool, pale tongue, and weak thready pulse.

- **Behandling**

  Recepter
  1. Milt og Mavesvaghed
     ST-36 (Zusanli 足三里), EX-UE10 (Sifeng 四缝), REN-12 (Zhongwan 中脘), BL-20 (Pishu 脾俞), BL-21 (Weishu 胃俞), LIV-13 (Zhangmen 章门),

  2. Parasitinfektion
     ST-36 (Zusanli 足三里), EX、LE (Baicongwo 百虫窝), ST-25 (Tianshu 天枢), REN-12 (Zhongwan 中脘)

- **Alternativ behandling**

  Blomme blomster nål
  BL-20 (Pishu 脾俞), ST-36 (Zusanl 足三里), BL-21 (Weishu 胃俞), BL-22 (Sanjiaoshu 三焦俞), Ex-B2 (jiaji 夹脊), EX-UE10 (Sifeng 四缝)

4-5 Børne lammelse 小儿麻痹 Xiaoermabi

Det skyldes invasion af epidemiske patogene faktorer, der skader meridianerne.

- **Symptomer**

Lammelse kan være en del af kroppen, især underbenet, og der er muskelatrofi af den berørte del med deformation af krop.

- **Behandling**

Recepter
Lammelse i Øvre Lemmer:
LI-11 (Quchi 曲池), LI-4 (Hegu 合谷), LI-15 (Jianyu 肩髃), DU-14 (Dazhui 大椎), BL-10 (Tianzhu 天杼), SJ-5 (Waiguan 外关)

Lammelse i Under Lemmer:
ST-36 (Zusanli 足三里), ST-41 (Jiexi 解溪), GB-30 (Huantiao 环跳), GB-34 (Yanglingquan 阳陵泉), GB-39 (Xuanzhong 悬钟), ST-31 (Biguan 髀关), BL-60 (Kunlun 昆仑), SP-6 (Sanyinjiao 三阴交)

Lammelse i Mavemusklerne:
ST-25 (Tianshu 天枢), ST-21 (Liangmen 梁门), REN-4 (Guanyuan 关元), GB-26 (Daimai 带脉)

Hånd Lammelse:
SI-3 (Houxi 后溪), LI-5 (Yangxi 阳溪), SJ-4 (Yangchi 阳池), SJ-9 (Sidu 四渎), HT-3 (Shaohai 少海)

4-6 Fåresyge 腮腺炎 Saixianyan

Dette er en akut infektiøs sygdom, der er kendetegnet ved smertefuld hævelse af parotidregionen forårsaget af epidemisk patogen vind.

- **Symptomer**

1. Patogen Varme, der Invaderer det Udvendige
   Manifestationerne er let feber med aversion mod kulde, let gullig belægning på tungen og hurtig overfladisk puls.
2. Patogen Varme Akkumulering

Manifestationerne er smerte, feber, forstærket ved presning, høj feber, hovedpine, opkastning, forstoppelse, tynder urin, smerter og hævelse i testiklerne, rød tunge med gul belægning og hurtig overfladisk puls.

- **Behandling**

  Recepter
  1. Patogen Varme, der Invaderer det Udvendige
     SJ-17 (Yifeng 翳风), SJ-5 (Waiguan 外关), LI-4 (Hegu 合谷), ST-6 (Jiache 颊车)

  2. Patogen Varme Akkumulering
     LI-11 (Quchi 曲池), LI-4 (Hegu 合谷), LU-11 (Shaoshang 少商), SJ-6 (Zhigou 支沟), ST-40 (Fenglong 丰隆), SJ-1 (Guanchong 关冲)
     Hævelse og smerter af testikler: LIV-3 (Taichong, 太冲) LIV-8 (Ququan 曲泉)

- **Bemærkninger**
  Det kaldes også Epidemisk parotitis.

- **Øreakupunktur**
  Shenmen, Cheek, Helix 4-6, Øre-spids

4-7 Infantil Feber 小儿发热 Xiaoerfare

- **Symptomer**

  Det skyldes ofte angreb af eksogen patogen vind og forkert indtag af mad og mælk med fastholdelse af mad i det indre.
  1. Invaderende Lunge og Mave
  2. Påvirker Blod ved patogen Varme

- **Behandling**

  Recepter
  LI-4 (Dazhui 大椎), LI-11 (Quchi 曲池), GB-20 (Fengchi 凤池), SJ-1 (Guanchong 关冲)

  Opkastning og Kvalme
  Add P-6 (Neiguan 内关)

- **Bemærkninger**

  Tilføj øreakupunktur.

- **Øreakupunktur**
  Shenmen, Sympatisk, Lunge, Øre Apex, Luftrør, Tonsil, Hals, Milt, Tyktarm

4-8 Kighoste 百日咳 Bairike

Det er en af de almindelige luftvejsinfektionssygdomme, som de sæsonbetonede epidemiske invasioner, der producerer uklar slim i det indre af kroppen.

- **Symptomer**

1. Første Fase
   Manifestationerne er hoste, aversion mod kulde med feber, stemmetab, tynd hvid belægning af tungen og overfladisk puls.

2. Anden Fase
   Hvæsen lyder i halsen, føles bedre om dagen, vanskelig om natten, lysegul urin, forstoppelse, gul tunge belægning og glat hurtig puls.

3. Gendannelsesfase
   Mindre hoste dag for dag, spontan sveden, hæshed i stemmen, rød tunge med tynd og trådet hurtig puls.

- **Behandling**

  Recepter
  1. Første fase
  LU-7 (Lieque 列缺), LI-4 (Hegu 合谷), BL-13
  (Feishu 肺俞), BL-12 (Fengmen 风门), DU-14
  (Dazhui 大椎), LU-11 (Shaoshang 少商)

  2. Anden fase
  DU-14 (Dazhui 大椎), DU-12 (Shenzhu 身柱),
  ST-40 (Fenglong 丰隆), P-6 (Neiguan 内关), LU-
  5 (Chize 尺泽), LI-11 (Quchi 曲池), LU-3 (Tianfu
  天府), DU-23 (Shangxing 上星)

  3. Gendannelsesfase
  BL-13 (Feishu 肺俞), BL-20 (Pishu 脾俞), ST-36
  (Zusanli 足三里), LU-9 (Taiyuan 太渊), LU-7
  (Lieque 列缺), KI-6 (Zhaohai 照海), REN-6
  (Qihai 气海), ST-25 (Tianshu 天枢), REN-12
  (Zhongwan 中脘), REN-4 (Guanyuan 关元)

- **Bemærkninger**

  Tilføj Øreakupunktur. Lunge, Shenmen,
  Bronkie, Sympatisk.

- **Øreakupunktur**

  Lunge, Shenmen, Sympatisk, Luftrør

KAPITEL 5. Sygdomme i Øjne, Ører, Næse og Hals

5-1 Grå Stær 白内障 Baineizhang

Dette er delt i Medfødt og Erhvervet.

- **Symptomer**

(1) Medfødt
(2) Erhvervet
    Dette påvirker hovedsageligt personer over 50 år og er karakteriseret ved kronisk lidelse i begge øjne. Det forårsager mangel i Lever, Nyre, Milt, Mave, Yin mangel og er svigt i essensen og blodet for at forhindre underernæring i øjnene.

- **Behandling**

    Recepter
    BL-1 (Jingming 睛明), GB-14 (Yangbai 阳白), GB-20 (Fengchi 凤池), LI-4 (Hegu 合谷), EX-HN7 (Qiuhou 球后), EX-HN5 (Taiyang 太阳), EX-HN14 (Yiming 翳明), LI-14 (Binao 臂臑), GB-1 (Tongziliao 瞳子髎), SJ-17 (Yifeng 翳风), GB37

(Guangming 光明), ST-36 (Zusanli 足三里), BL-18 (Ganshu 肝俞), BL-23 (Shenshu 肾俞)

- **Bemærkninger**

Øreakupunktur: Øjenregion, Lever, Nyre, Binyrerne, Hjerte, Sympatisk Nerve

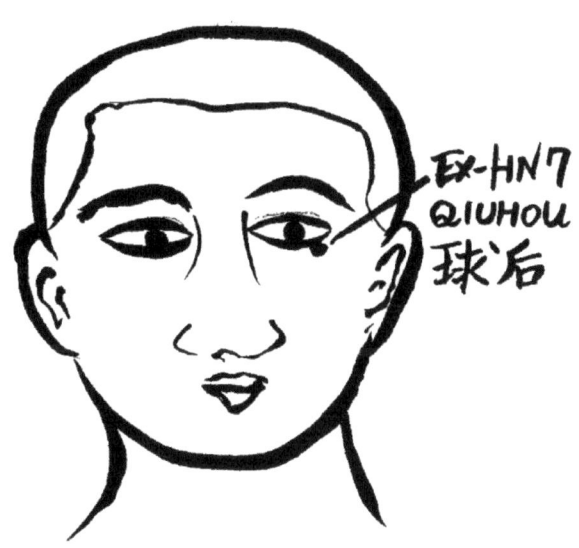

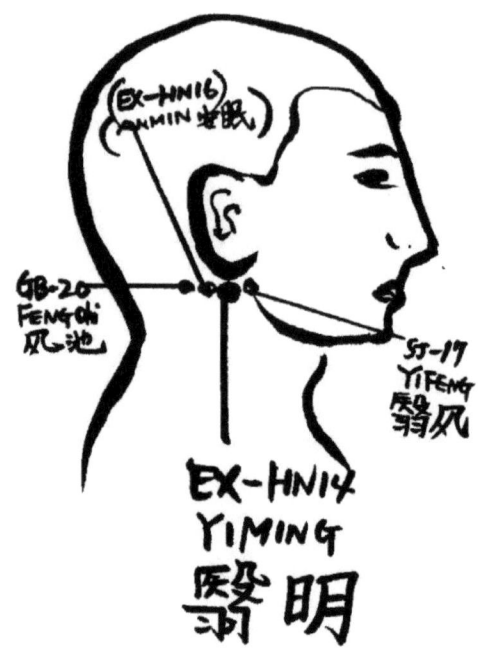

5-2 Konjunktivitis 结膜炎 Jiemoyan

Overbelastning, hævelse og smerter i øjet ved akut.

- **Symptomer**

Invasion for eksogen vindvarme. Manifestationerne er hævelse og smerte , brændende fornemmelse i øjenlågene, og dette er forårsaget af overdreven ild i leveren og galdeblæren, bitter smag i munden, svimmelhed, rød tunge med gul belægning og hurtig blød puls.

- **Behandling**

  Recepter
  LIV-2 (Xingjian 行间), LI-4 (Hegu 合谷), LI-11 (Quchi 曲池), EX-HN5 (Taiyang 太阳), DU-23 (Shangxing 上星), GB-20 (Fengchi 凤池), GB-43 (Xiaxi 侠溪), LU-11 (Shaoshang 少商), BL-1 (Jingming 睛明), LIV-3 (Taichong 太冲), GB-37 (Guangming 关明)

- **Bemærkninger**

  Øreakupunktur: Ørezone

- **Øreakupunktur**
  Ørepunkt, forreste Intertragal, Posterior Intertragal, Øje, Nyt Øje 1-2, Binyrerne, Lunge, Lever, Endokrin

5-3 Farveblindhed 色盲 Semang

Dette er en tilstand for den person, der lider for at identificere lysstyrken og formen på de sete objekter.

- **Symptomer**

  Personer, der ikke er i stand til at skelne farve på de genstande, de har set.

- **Behandling**

  Recepter
  BL-1 (Jingming 睛明), BL-2 (Zanzhu 攒竹), BL-18 (Ganshu 肝俞), BL-23 (Shenshu 肾俞), GB-20 (Fengchi 凤池), LIV-2 (Xingjian 行间), KI-3 (Taixi 太溪)

- **Bemærkninger**

  Øreakupunktur: Øjezone, Lever, Nyre

- **Øreakupunktur**

  Lever, Nyre, Øje1-2

5-4 Kronisk faryngolaryngitis 慢性咽喉炎 Manxing yanhou yan

Dette skyldes gentagelse på det akutte stadium. Symptomerne er, ubehag, kløe i halsen, tørhed, hæshed i stemmen.

- **Behandling**

  Recepter
  REN-23 (Lianquan 廉泉), LI-11 (Quchi 曲池), LU-5 (Chize 尺泽), LU-9 (Taiyuan 太渊), LI-4 (Hegu 合谷), REN-22 (Tiantu 天突), LU-11 (Shaoshang 少商), P-9 (Zhongchong 中冲), ST-9 (Renying 人迎)

5-5 Dakryoré 泪溢 Leiyi

- **Symptomer**

1. Varme Tårer

Det skyldes ild og er kendetegnet ved løb af varme tårer mod vinden. Det er forårsaget af ophobning af varme i leveren og invasion af eksogen patogen vind, og det kan blive udsat for Yin mangel. Det manifesteres af varme tårer, rødme, hævede øjne, brændende smerte.

2. Kolde Tårer
Manifestationerne viser lakrimation, tårernes tyndhed uden varm følelse, men i nogle tilfælde løber der af tårer til kinden.

- **Behandling**

Recepter
BL-1 (Jingming 睛明), BL-2 (Zanzhu/Cuanzhu 攒竹), GB-20 (Fengchi 凤池), LI-4 (Hegu 合谷), BL-18 (Ganshu 肝俞), BL-19 (Danshu 胆俞), BL-23 (Shenshu 肾俞), LIV-3 (Taichong 太冲)

Punkter til tilføjelse af kolde Tårer:
ST-8 (Touwei 头维), ST-3 (Juliao 巨髎), LU-5 (Chize 尺泽) BL-65 (Shugu 束骨), LIV-8 (Ququan 曲泉)

- **Bemærkninger**
  Øreakupunktur: Øjezone, Lever, Nyre

- **Øreakupunktur**
  Øje, Lever, Nyre

5-6 Døvhed og Stumhed 聋哑 Longya

Døvhed er årsagen til stumhed, og stumhed er mest relateret til et fuldstændigt høretab.

- **Symptomer**
  Disse henvises til fuldstændigt høretab.

- **Behandling**
  Recepter
  GB-8 (Shuaigu 率谷), GB-5 (Xuanlu 悬颅), GB-9 (Tianchong 天冲), GB-2 (Tinghui 听会), SJ-3 (Zhongzhu 中诸), GB-34 (Yanglingquan 阳陵泉), DU-15 (Yamen 哑门), SI-19 (Tinggong 听宫)

  - **Bemærkninger**
    Se 5-16 Tinnitus og døvhed.

5-7 Epistaxis 鼻衄 Binü

Det refererer til næseblødning.

- **Symptomer**

1. Lunge Varme
   Manifestationerne er dryppende blod ved tør næse, mundtørhed, feber, hoste, rød tunge med tynd hvid belægning og hurtig overfladisk puls.

2. Mave Varme
   Manifestationerne er dyb rød farve, tør hals, forstoppelse, sparsom urin, rød tunge med gul belægning og hurtig overfladisk puls.

3. Yin Mangel på Lever og Nyre
   Manifestationerne er tør næse, feber, hoste, rød tunge med tynd hvid belægning og hurtig overfladisk puls.

- **Behandling**

   Recepter
1. Lunge Varme

LI-4 (Hegu 合谷), LU-11 (Shaoshang 少阳), LI-20 (Yingxiang 迎香), GB-20 (Fengchi 凤池)

2. Mave Varme
LI-4 (Hegu 合谷), LI-20 (Yingxiang 迎香), DU-23 (Shangxing 上星), ST-45 (Lidui 厉兑), ST-44 (Neiting 内庭)

3. Yin Mangel på Lever og Nyre
KI-3 (Taixi 太溪), LIV-3 (Taichong 太冲), BL-7 (Tongtian 通天), BL-58 (Feiyang 飞扬)

- **Bemærkninger**

Epistaxis refererer til næseblødning forårsaget af traumatiske skader.

- **Øreakupunktur**

Lunge, Shenmen, Binyrerne, Indre Næse

5-8 Glaukom 青光眼 Qingguangyan

Det er forårsaget af en følelse, der førte til brand i leveren og galdeblæren, der flammede op i øjnene, som væsken ikke kunne fungere ordentligt.

- **Symptomer**

  Manifestationerne er hovedpine, udspilning af øjnene, opkastning, overbelastet bindehinde, uklarhed og til sidst øget optisk atrofi og blindhed.

  1. Primær Glaukom-Type
  2. Sekundær Glaukom-Type

- **Behandong**

  Recepter
  LI-4 (Hegu 合谷), LIV-3 (Taichong 太冲), BL-2 (Zanzhu 攒竹), BL-19 (Danshu 胆俞), BL-17 (Geshu 膈俞), BL-23 (Shenshu 肾俞), GB-20 (Fengchi 凤池), KI-3 (Taixi 太溪), SP-6 (Sanyinjiao 三阴交), BL-18 (Ganshu 肝俞)

- **Bemærkninger**

Øreakupunktur: Øjezone, Lever, Hjerte, Øre Apex, Hypertensiv rille.

- **Øreakupunktur**
  Ørepunkt, Bugspytkirtel og Galdeblære, Lever, Nyt Øje 1-2, Øje

5-9 Nærsynethed 近视 Jinshi

Det er kendetegnet ved, at øjnene kan se genstande i nærheden, men ikke fjerne.

- **Symptomer**

  Det er klart for nærliggende objekter, men sløret syn for fjerntliggende, hvilket kan være ledsaget af tinnitus, søvnløshed, svimmelhed, bleg tunge og svag trådet puls.

- **Behandling**
  Recepter
  GB1 (Jingming 睛明), ST-1 (Chengqi 承泣), GB-20 (Fengchi 凤池), GB-37 (Guangming 光明), BL-18 (Ganshu 肝俞), BL-23 (Shenshu 肾俞)

- **Bemærkninger**

Øreakupunktur: Øjezone plus Lever, Nyre Sympatisk punkt

5-10 Ottis Media 中耳炎 Zhongeryan

Det er kendetegnet ved smerter i øret og udledning af purulent stof fra øret.

- **Symptomer**

1. Patogen Vind-Varme Invasion
   Manifestationerne er feber, hovedpine og dårlig lugt vil strømme ud fra øret, rød tunge med gul belægning og hurtig wiry puls.

2. Tilbageholdelse af Fugt
   Der flyder en dårlig lugt, svimmelhed, tinnitus, bleg tunge med hvid belægning og svag, trådet puls.

- **Behandling**

Recepter

1. Patogen Vind-Varme Invasion
   LI-4 (Hegu 合谷), LIV-2 (Xingjian 行间), GB-20 (Fengchi 凤池), GB-12 (Wangu 完骨), SJ-1 (Guanchong 关冲), Ear apex

2. Tilbageholdelse af Fugt
   ST-36 (Zusanli 足三里), SP-9 (Yinlingquan 阴陵泉), SJ-17 (Yifeng 翳风), SP-1 (Yinbai 隐白)

- **Bemærkninger**

  Øreakupunktur: Øre Apex, Nyre, Nakkeben, Ydre Øre

- **Øreakupunktur**

  Posterior Intertragal, Øre Apex, Nyre, Lever, Milt, Øje, Nyt Øje 1-2

5-11 Optisk atrofi 视神经 萎缩 Shishenjingweisuo

Dette er en kronisk øjenlidelse ved gradvis degeneration af synet.

- **Symptomer**

1. Mangel på Lever og Nyre
   Manifestationerne er svimmelhed, tinnitus, tørhed i øjet, sløret syn, lændesmerter, rød tunge med sparsom belægning, svag puls.

2. Qi og Blodmangel
   Manifestationerne er sløvhed, løs afføring, sløret syn, åndedrætssvaghed, bleg tunge med tynd belægning, svag trådet puls.

- **Behandling**

   Recepter
   GB-20 (Fengchi 风池), BL-1 (Jingming 睛明), GB-37 (Guangming 光明), EX、HN7 (Qiuhou 球后)

1. Mangel på Lever og Nyre

BL-23 (Shenshu 肾俞), BL-18 (Ganshu 肝俞), LIV-3 (Taicong 太冲), KI-3 (Taixi 太溪)

2. Qi og Bodmangel
SP-6 (Sanyinjiao 三阴交), ST-36 (Zusanli 足三里), LIV-14 (Qimen 期门), LIV-3 (Taichong 太冲), GB-34 (Yanlingquan 阳陵泉)

5-12 Rhinitis 鼻炎 Biyan

Dette er ved obstruktion og sekretion i næsen.

- **Symptomer**

  Dette er induceret af den eksogene Vind-Kulde eller Vind-Varme, forkert diæt, og manifestationerne er næsesekretion af tyk og gul slimhinde.

- **Behanding**

  Recepter
  Li-4 (Hegu 合谷), LI-11 (Quchi 曲池), LI-20 (Yingxiang 迎香), DU-14 (Dazhui 大椎), DU-23 (Shangxing 上星), DU-25 (Suliao 素髎), LU-7

((Lieque 列缺), BL-7 (Tongtian 通天), SP-6 (Sanyinjiao 三阴交)

- **Bemærkninger**

  Tilføj Øreakupunktur, næseområde (indre, ydre) Endokrin, Binyrerne, Lunge.

- **Øreakupunktur**

  Indre Næse, Ydre næse, Endokrin, Binyrerne, Lunger

5-13 Bygkorn på øjet 麦粒肿 Mailizhong

Det refererer til den inflammatoriske byld i øjenlågets talgkirtel og forekommer ofte blandt unge.

- **Symptomer**

  Manifestationerne er kløe, rødme, smerte, gul fedtet belægning af tungen og blød hurtig puls. Det kan skyldes fugtig varme fra milt og mave og ledsager feber, hovedpine, tynd belægning på tungen, hurtig puls.

- **Behandling**

  Recepter
  LI-4 (Hegu 合谷), LI-11 (Quchi 曲池), EX-HN5 (Taiyang 太阳), LU-5 （Chize 尺泽）, DU-14 (Dazhui 大椎), LIV-2 (Xingjian 行间)

- **Øreakupunktur**

  Lever, Øje, Milt, Øre Apex

5-14 Skelen 斜视 Xieshi

Øjeæblets bevægelse kan ikke genkendes med begge øjne for at se objekterne foran direkte på samme tid.

- **Symptomer**

Manifestationerne viser svimmelhed, tinnitus, sløret syn, bleg tunge og trådet puls.

- **Behandling**

Recepter
LI-4 (Hegu 合谷), ST-36 (Zusanli 足三里), ST-2 (Sibai 四白), GB-20 (Fengchi 凤池), BL-23 (Shenshu 肾俞), BL-18 (Ganshu 肝俞)

- **Bemærkninger**

Øreakupunktur: Øjenregion, Lever, Nyre

- **Øreakupunktur**
Lever, Nyre, Nyt Øje1-2

5-15 ondt i halsen 咽喉肿
Yanhouzhongtong

Det ligner halsbetændelse.

- **Symptomer**

1. Overskydende Varme
   Dette er pludselig indtræden med feber, hovedpine, smerter i halsen, forstoppelse, tørst, rød tunge med tynd gul belægning, overfladisk hurtig puls.

2. Mangelfuld Varme
   Gradvis indtræden uden feber, tør hals, feber i håndflader og såler, rød ubestrøget tunge og trådet puls.

- **Behandling**

   Recepter
1. Overskydende Varme
   LU-11 (Shaoshang 少商), LI-4 (Hegu 合谷), ST-44 (Neiting 内庭), SI-17 (Tianrong 天容), GB-20 (Fengchi 凤池), LU-7 (Lieque 列缺)

2. Mangelfuld Varme
   KI-3 (Taixi 太溪), LU-7 (Lieque 列缺), LU-10 (Yuji 鱼际), KI-6 (Zhaohai 照海)

- **Bemærkninger**

Øreakupunktur: Hals, Lunge Mandel, Helix
område 1-6

- **Øreakupunktur**

Lunge, Mandel, Hals, Helix 1-6

5-16 Tinnitus og døvhed 耳鸣 耳聋 Erming Erlong

Tinnitus er kendetegnet ved kontinuerlig ringning for
øret, og døvhed refererer til høretab og lav grad af
hørelse.

- **Symptomer**

1. Overskydende Lever og Galdeblære

   Tinnitus: Det ringer kontinuerligt i øret, og der
   er ingen lindring.
   Døvhed: Pludselig døvhed.
   Manifestationerne er irritabilitet, tung
   fornemmelse af hovedet, bitter smag i munden,
   rød tunge med gul belægning hurtig wiry puls.

2. Mangel på Nyre Essens

Tinnitus: Det er intermitterende ringning, og det forværres efter stress og belastning, men det lindres af tryk.
Døvhed: Det intensiveres gradvist døvhed.
Manifestationerne er svimmelhed, slaphed, lændesmerter, søvnløshed, rød tunge med lidt belægning og svag trådet puls.

* **Behandling**

  Recepter
1. Overskydende Lever og Galdeblære

   SJ-17 (Yifeng 翳风), GB-2 (Tinghui 听会), SJ-3 (Zhongzhu 中诸), SJ-21 (Ermen 耳门), GB-43 (Xiaxi 侠溪), LIV-2 (Xingjian 行间), GB-41 (Zulinqi 足临泣), SJ-5 (Waiguan 外关)

2. Mangel på Nyre Essens

   BL-23 (Shenshu 肾俞), KI-3 (Taixi 太溪), SJ-17 (Yifeng 翳风), SJ-3 (Zhongzhu 中杼), GB-2 (Tinghui 听会), DU-4 (Mingmen 命门), REN-4 (Guanyuan 关元), SP-6 (Sanyinjiao 三阴交)

- **Bemærkninger**
  Hovedbund Akupunktur: Høreområde

- **Øreakupunktur**

  Indre Øre, Occiput, Bugspytkirtel og Galdeblære, Nyre, Sympathesis, Rod i Øre Vagus, Binyrerne

5-17 Tandpine 齿痛 Chitong

- **Symptomer**

1. Vind-Varme
   Tandpine følger hævelse, smerte, præference for kold mad, feber, forstoppelse, rød tunge med hvid belægning og hurtig puls.

2. Nyre-Mangel
   Tandpine følger intermitterende smerter, løse tænder, rød tunge og hurtig trådet puls.

- **Behandling**

  Recepter
  1. Vind-Varme
     ST-44 (Neiting 内庭), GB-20 (Fengchi 凤池), LI-4 (Hegu 合谷), ST-6 (Jiache 颊车), ST-7 (Xiaguan 下关)

  2. Nyre-Mangel
     KI-3 (Taixi 太溪), LI-4 (Hegu 合谷), ST-6 (Jiach 颊车), ST-7 (Xiaguan 下关)

- **Øreakupunktur**
  Underkæbe, Overkæbe, Shenmen, Tandpine punkt

5-18 Halsbetændelse 扁桃体炎 Biantaotiyan

Det er forårsaget af betændelse ved invasionen af streptococcus og staphylococcus.

- **Symptomer**
  Symptomet er præget af hævelse, smerte, feber, hovedpine.
  1. Vind-Varme
  2. Mangel på Nyre Yin

- **Behandling**

  Recepter
  LU-11 (Shaoshang 少商), LI-1 (Shangyang 商阳), LIV-1 (Dadun 大敦), SI-11 (Tianrong 天容), LI-4 (Hegu 合谷), ST-44 (Neiting 内庭), LI-11 (Quchi 曲池), KI-3 (Taixi 太溪), LU-7 (Lieque 列缺), SJ-3 (Zhongzhu 中诸)

5-19 Trigeminal Neuralgia 三叉神经痛 Sanchashenjingtong

Trigeminale nerver er opdelt i tre typer, som er supraorbital, maksillær og mandibular.

- **Symptomer**

Det manifesteres ved pludselig begyndelse af ansigtssmerter, forekommer i forbigående paroxysmer, og ligesom at skære, brænde og stikke, som varer i få sekunder eller få minutter og flere gange om dagen. Det ledsages af lokal krampe, lakrimation og spyt.

(3) Kombiner derefter de andre punkter i henhold til forskellige symptomer og smerteplacering.

- **Behandling**

    Recepter
    (1) Hovedpunkter:
    ST-44 (Neiting 内庭), LI-4 (Hegu 合谷), ST-7 (Xiaguan 下关)

    (2) Kombiner derefter de andre punkter i henhold til forskellige symptomer og smerteplacering.
    ST-2 (Sibai 四白), ST-6 (Jiache 颊车), ST-4 (Dicang 地仓), REN-24 (Chengjian 承浆), GB-14 (Yangbai 阳白), BL-2 (Cuanzhu, zanzhu 攒竹), SJ-3 (Zhongzhu 中诸), GB-41 (Zulinqi 足临泣), LIV-3 (Taichong 太冲), EX-HN5 (Taiyang 太阳), EX-HN4 (Yuyao 鱼腰)

- **Bemærkninger**
  Trigeminusneuralgi henvises til 6-6
  Ansigtssmerter.

- **Øreakupunktur**
  Kind, Pande, Shenmen, Subcortex, Sympatisk

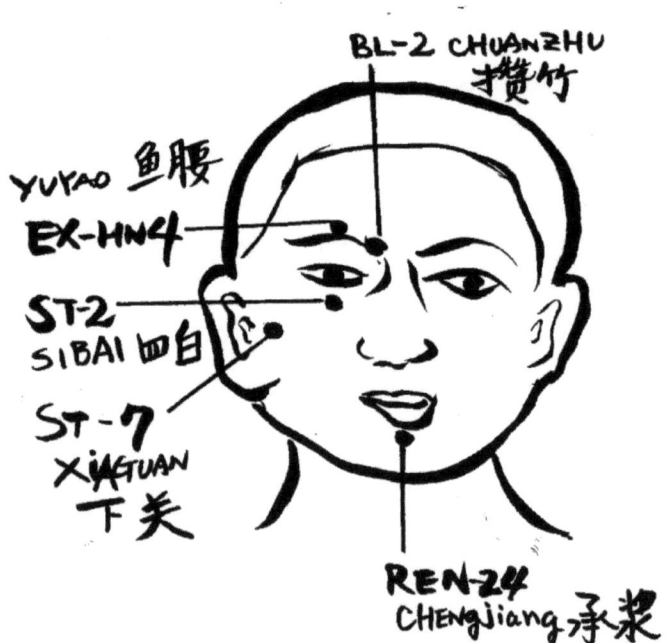

KAPITEL 6 Andet

6-1 Skaldethed 脱发症 Tuofazheng

Håret falder af i pletter på hovedet, hvor det er helt skaldet.

- **Symptomer**

Det kan være forårsaget af mental stress, angst, pludseligt nervøst chok.
(1) Lever og Nyre Yin Mangel

- **Behandling**

Blomme blomster nål: tryk let gradvis brug hurtigere og hårdere lidt på det berørte område. Det bliver overbelastet, rød farve, blødning i ca. 15 minutter. Det er bedst at gøre 1-2 gange om ugen i nogle måneder.

6-2 Cervikal spondylopati 颈椎病
Jingchuibing

- **Symptomer**

  Smerter i nakken, underarmen, skulderen, bevægelse af hovedet, følelsesløshed i underekstremiteterne, tung fornemmelse, svimmelhed, hovedpine.

- **Behandling**

  Recepter
  GB-20 (Fengchi 凤池), LI-11 (Quchi 曲池), LI-15 (Jianyu 肩髃), LI-4 (Hegu 合谷), SI-3 (Houxi 后溪), EX-B2 (Jiaji 夹脊), ST-36 (Zusanli 足三里), GB-34 (Yanlingquan 阳陵泉)

- **Alternativ Behandling**

  Blomme blomster nål:
  EX-B2 (Jiaji 夹脊)

6-3 Kosmese 美容 Meirong

Kosmetisk akupunktur, som hjælper med at fremme Qi og blodcirkulation ved nåle.

- **Behandling**

  Recepter
  1. Rynke:
     GB-1 (Tongziliao 瞳子髎), EX-HN5 (Taiyang 太阳), GB-14 (Yangbai 阳白), ST-3 (Juliao 巨髎), ST-2 (Sibai 四白), SI-18 (Quanliao 颧髎), LI-20 (Yingxiang 迎香), BL-1 (Jingming 睛明), LIV-5 (Ligou 蠡沟), LIV-3 (Taichong 太冲), SP-9 (Yinlingquan 阴陵泉), BL-18 (Ganshu 肝俞), BL-20 (Pishu 脾俞), ST-36 (Zusanli 足三里), SI-3 (Houxi 后溪), LI-4 (Hegu 合谷), SJ-6 (Waiguan 外关)

- **Bemærkninger**

  Øreakupunktur: Endokrin, Kind, Binyre, Lunger, Shenmen.
  Ansigtsmassage kan øges for at hjælpe Qi og blodcirkulationen.

- **Øreakupunktur**

  Lunge, Kind, Endokrin, Sanjiao, Subcortex, Nyre, Milt

6-4 Ansigtsspasme 面肌痉挛 Mianjijingluan

Dette er almindeligt hos kvinder og refererer til krampe på den ene side af ansigtet.

- **Symptomer**

  Det kan forværres af træthed, mental stress og fysisk bevægelse.

- **Behandling**

  Recepter
  LI-4 (Hegu 合谷), ST-4 (Dicang 地苍), ST-7 (Xiaguan 下关), LIV-3 (Taichong 太冲), ST-2 (Sibai 四白), EX-HN5 (Taiyang 太阳), LI-20 (Yingxiang 迎香)

- **Øreakupunktur**

Shenmen, Mund, Øje, Kind, Lever, Milt, Tempel, Occiput, Subcortex

6-5 Ansigtslammelse 面瘫 Miantan
Afvigelse af øje og mund 口眼歪斜 Kouyanwaixie

Omtales som afvigende mund og øjne. Lammelsen forekommer mest på den ene side, mest blandt unge og midaldrende mennesker.

- **Symptomer**

  Dette er forårsaget af svaghed i meridianerne, som angribes af den eksogene patogene vind-kulde eller vind-varme og førte til slapphed i muskler ved Qi-stagnation og blodstasis i ansigtets meridianer.

- **Behandling**
  Recepter

ST-4 (Dicang 地仓), ST-6 (Jiache 颊车), LIV-3 (Taichong 太冲), LI-4 (Hegu 合谷), EX-HN5 (Taiyang 太阳), GB-14 (Yangbai 阳白), ST-2 (Sibai 四白), ST-7 (Xiaguan 下关), SJ-17 (Yifeng 翳风), SI-18 (Quanliao 颧髎), LI-20 (Yingxiang 迎香)

- **Øreakupunktur**

  Mund, Lever, Øje, Kind, Shenmen, Binyrerne, Milt, Pande

6-6 Ansigtssmerter 面部疼痛 Mianbutengtong

Dette er en slags alvorlig smerte, der er som et elektrisk stød, og forekommer i den ene side af panden, overkæbe og underkæbe regioner.

- **Symptomer**

  Smerten er skærende, brændende og utålelig.

1. Vind Kulde
   Manifestationer: Pludselig begyndende smerte, elektrisk stød, skærende smerte, borende og utåleligt flere gange om dagen.

2. Overskud af Lever og Mave
   Manifestationer: Smerter, irritabilitet, forstoppelse ved varmt temperament, gul tør tungeovertræk og hurtig, trådet puls.

3. Yin Mangel og Overskydende Brand
   Manifestationer: ømhed i lændeområdet, slaphed, afmagring, rød tunge og hurtig, hurtig puls.

- **Behandling**

  Recepter
  (1) Hovedpunkter:
  ST-44 (Neiting 内庭), LI-4 (Hegu 合谷), ST-7 (Xiaguan 下关)

  (2) Derefter kombiner de andre punkter placering i henhold til forskellige symptomer og smerter. ST-2 (Sibai 四白), ST-6 (Jiache 颊车), ST-4 (Dicang 地仓), REN-24 (Chengjian 承浆), GB-14

(Yangbai 阳白), BL-2 (Cuanzhu, zanzhu 攒竹), SJ-3 (Zhongzhu 中诸), GB-41 (Zulinqi 足临泣), LIV-3 (Taichong 太冲), EX-HN5 (Taiyang 太阳), EX-HN4 (Yuyao 鱼腰)

• **Bemærkninger**
Ansigtssmerter henvises til 5-19 Trigeminus Neuralgi.

• **Øreakupunktur**
Kind, Pande, Shenmen, Subcortex, Sympatisk

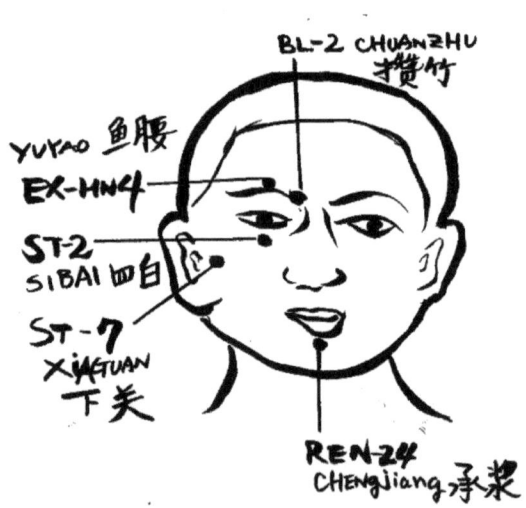

6-7 Struma 气瘿 Qiying

Det er en forstørrelse af skjoldbruskkirtlen.

- **Symptomer**

  Hævelse i nakken og ledsaget af tilstoppethed i brystet, hjertebanken, åndenød, blød og rullende puls.

- **Behandling**

  Recepter
  LI-4 (Hegu 合谷), ST-40 (Fenglong 丰隆), SJ-17 (Yifeng 翳风), REN-22 (Tiantu 天突)

  Tilføj punkter i henhold til symptomer:
  (1) LEV-QI Stagnation:
  REN-17 (Shanzhong 膻中), LIV-3 (Taichong 太冲)

  (2) Hjrtebanken:
  P-6 (Neiguan 内关), HT-7 (Shenmen 神门)

  (3) Exophthalmos:

SJ-23 (Sizhukong 丝竹空), BL-2 (Zanzhu 攒竹), BL-1 (Jingming 睛明), GB-20 (Fengchi 凤池), EX-HN9 (Taiyang 太阳)

- **Bemærkninger**

Struma er beskrevet som Hyperthyreoidisme.

- **Øreakupunktur**
Skjoldbruskkirtel, Endokrin, Central kant, Sanjiao, Nyre, Lever, Cerebral Thalamus

6-8 Hyperthyroidisme 甲亢 Jiakang

Det er en af de almindelige endokrine sygdomme på grund af overdreven udskillelse fra skjoldbruskkirtlen.

- **Symptomer**

Symptomerne er mental stress, irritabilitet, søvnløshed, modvilje mod varme, svedtendens, lav feber.

- **Behandling**

  Recepter
  LI-4 (Hegu 合谷), SP-6 (Sanyinjiao 三阴交), LIV-3 (Taichong 太冲), ST-9 (Renying 人迎), P-5 (Jianshi 间使), KI-7 (Fuliu 复瘤), HT-6 (Yinxi 阴郄), HT-5 (Tongli 通里), EX-HN16 (Anmian 安眠), HT-7 (Shenmen 神门)

- **Øreakupunktur**
  Shenmen, Subcortex, Endokrin, Skjoldbruskkirtel, Hjerte, lunger

6-9 Hysteri 脏躁 Zangzao

- **Symptomer**

1. Lever Qi Stagnation
   Denne type er kendetegnet ved rastløshed, mental depression, dårlig selvkontrol, irritabilitet, rød tunge belægning, wiry puls.

2. Følelsesmæssig Depression

Denne type er kendetegnet ved nedtrykthed, følelsesmæssig uro, konstant gråd af sorg, bleg tunge med hvid belægning, trådet puls.

- **Behandling**

Recepter
1. Liver Qi Stagnation
   HT-7 (Shenmen 神门), DU-26 (Shuigou 水沟 Renzhong 人中), ST-40 (Fenglong 丰隆), P-5 (Jianshi 间使), LIV-3 (Taichong 太冲)

2. Emotional Depression
   P-7 (Daling 大陵), HT-7 (Shenmen 神门), LIV-3 (Taichong 太冲), LI-4 (Hegu 合谷), SP-6 (Sanyinjiao 三阴交), REN-13 (Shangwan 上脘)

- **Bemærkninger**

Årsagsfaktoren er relateret til følelsesmæssige forstyrrelser som depression, overdreven glæde, vrede og sorg.

6-10 Fedme 肥胖 Feipang

Det refererer til overdreven ophobning af fedt i kropsvævet. Klinisk er det opdelt i Simple og sekundære typer.

Simpel fedme: Det skyldes overspisning af fedtholdig, sød mad, der overstiger det normale forbrug af kropsvarme.

Sekundær fedme: Det er forårsaget af hypotalamus hypofyselæsioner og overudskillelse af hydrokortison.

- **Symptomer**

Patienter har synlige fedtophobninger i nakke, underliv og balde. Mildt overvægtige patienter har ikke tegn på symptom, men alvorlige patienter har metaboliske forstyrrelser af modvilje mod varme, kraftig svedtendens, træthed, svimmelhed, hovedpine, hjertebanken.

- **Behandling**

Recepter
ST-25 (Tianshu 天枢), REN-9 (Shuifen 水分), REN-12 (Zhongwan 中脘), REN-6 (Qihai 气海),

REN-4 (Guanyuan 关元), ST-28 (Shuidao 水道), SP-14 (Fujie 腹結), SP-15 (Daheng 大横), GB-26 (Daimai 带脉), LI-4 (Hegu 合谷), LI-11 (Quchi 曲池), SJ-6 (Zhigou 支沟), SP-10 (Xuehai 血海), SP-11 (Jimen 箕门), ST-32 (Futu 伏兔), SP-6 (Sanyinjiao 三阴交), ST-36 (Zusanli 足三里), ST-44 (Neiting 内庭)

- **Bemærkninger**

Øreakupunktur kan bruges på samme tid som kropsakupunktur.

- **Øreakupunktur**

Mund, Spiserør, Mave, Tolvfingertarm, Sultpunkt, Endokrin, Central kant, Sympatesis

6-11 Occipital Neuralgi 枕神经痛 Zhenshenjingtong

Det refererer til smerter i occipitale og øvre cervikale områder.

- **Symptomer**

  Smerter, hoste, nysen i det occipitale område og det øvre cervikale område ved bevægelse af nakken. Smerten forværres ved paroxysmale angreb.

- **Behandling**

  Recepter
  GB-20 (Fengchi 凤池), GB-19 (Naokong 脑控), GB-12 (Wangu 完骨), BL-10 (Tianzhu 天柱), BL-60 (Kunlun 昆仑), SI-3 (Houxi 后溪)

- **Øreakupunktur**

  Occipital Neck, Subcortex, Shenmen

6-12 Rygestop 戒烟 Jieyan

Det betyder at eliminere afhængighed af at ryge cigaretter.
I TCM påvirker rygning funktionen af lunge, hjerte, hjertesækken, milt, mave og fører til disfunction af pulmonal Qi.

- **Symptomer**

Symptom: Rygestop kan føre til rastløshed, ubehag i halsen, gaben, sløret syn, svaghed og manglende evne til at arbejde normalt.

- **Behandling**

Recepter
LI-4 (Hegu 合谷), LU-7 (Lieque 列缺), ST-36 (Zusanli 足三里), LU-6 (Kongzui 孔最), HT-7 (Shenmen 神门), SP-6 (Sanyinjiao 三阴交), ST-6 (Jiache 颊车), GB-20 (Fengchi 凤池), DU-20 (Baihui 百会), EX-HN3 (Yintang 印堂)

- **Øreakupunktur**
Shenmen, Lunger, Mave, Lever, Subcortex, Binyrerne, Nyre, Lever, Endokrin, Hjerte

6-13 Ischias 坐骨神经 Zuogushenjingtong

Dette er smerten, der udstråler til iskiasnervens forgrening i hofteområdet, bageste laterale aspekt af benet.

- **Symptomer**

1. Primær Iskias
Det er kendetegnet ved en pludselig begyndelse af kontinuerlig skarp smerte, der forværres med kulde, lindres med varme.

2. Sekundær Iskias
Dette er en langsomt begyndende smerte, som kan involvere primære læsioner, der udstråler smerter på grund af lumbal degeneration. Smerten er værre ved hoste, nysen.

- **Behandling**

Recepter
1. Primær Iskias
GB-30 (Huantiao 环跳), GB-31 (Fengshi 风市), GB-34 (Yanglingquan 阳陵泉), BL-57 (Chengshan 承山), BL-60 (Kunlun 昆仑)

2. Sekundær Iskias
GB-34 (Yanglingquan 阳陵泉), GB-39
(Xuanzhong 悬钟), BL-25 (Dachangshu 大肠俞),
BL-26 (Guanyuanshu 关元俞) , BL-54
(Zhibian 秩边), BL-40 (Weizhong 委中), EX-B2
(Huatuojiaji 夹脊) L4 to L5

- **Øreakupunktur**
Ischiasnerven, Shenmen, Nyre, Gluteus, Lever,
Occiput, Subcortex, Hofte, Lumbosacral, Milt

6-14 Solstik 中暑 Zhongshu

Det skyldes stærkt sollys eller ophold i høj
temperatur. Det sker mest blandt ældre og
svage mennesker.

- **Symptomer**

1. Mild Type
De vigtigste manifestationer er hovedpine,
feber, rødmen i ansigtet, kvalme, træthed,
irritabilitet, tørst, hurtig puls.

2. Alvorlig Type
   De vigtigste manifestationer er hovedpine, høj feber, tørst, kort vejrtrækning, bevidsthedstab, svedtendens, pludselig kollaps, dyb, kraftløs puls.

- **Behandling**

  Recepter
1. Mild Type
   DU-14 (Dazhui 大椎), LI-4 (Hegu 合谷), LI-11 (Quchi 曲池), BL-40 (Weizhong 委中), ST-36 (Zusanli 足三里), P-6 (Neiguan 内关), ST-43 (Xiangu 陷谷) EX-HN5 (Taiyang 太阳), REN-12 (Zhongwan 中脘)

2. Alvorlig Type
   DU-26 (Renzhong 人中 Shuigou 水沟), DU-20 (Baihui 百会), BL-40 (Weizhong 委中), EX-UE1 (Shixuan 十宣), P-3 (Quze 曲泽), GB-34 (Yanglingquan 阳陵泉)

6-15 Forstuvning 扭挫伤 Niucuoshang

- **Symptomer**

  Manifestationerne er lokal ømhed, udspilning, rødme, hævelse, og bevægelsen er begrænset.

- **Behandling**

  Recepter
  Ashi points 啊是穴
  (1) Nakke:
  BL-10 (Tianzhu 天柱), SI-3 (Houxi 后溪)

  (2) Skulder:
  GB-21 (Jianjing 肩井), LI-15 (Jianyu 肩髃)

  (3) Albue:
  LI-11 (Quchi 曲池), LI-4 (Hegu 合谷)

  (4) Håndled:
  SJ-4 (Yangchi 阳池), SJ-5 (Waiguan 外关)

  (5) Hofte:
  GB-30 (Huantiao 环跳), GB-34 (Yanglingquan 阳陵泉)

(6) Knæ:
ST-35 (Dubi 犊鼻), ST-44 (Neiting 内庭)

(7) Ankel:
ST-41 (Jiexi 解溪), GB-40 (Qiuxu 丘墟), BL-60
(Kunlun 昆仑)

Reference 参考文献

1. Zheng Qiwei, Qian Chunyi, Clinical wonders of Acupuncture/Moxibution, 2002

2. Wang Lingli, Chinese Acupuncture and Moxibution, 2002

3. Zhang Yujuan, Practical Handbook on Acupuncture and Moxibution, 1989

4. Geng Junying, Su Zhihong, Acupuncture and Moxibustion, 1997

5. Yu Changzheng, therapeutics of Acupuncture and Moxibution, 1990

6. Deng Liangyue, Chinese Acupuncture and Moxibution, 2008

7. Yan Jie, Skills with Illustrations of Chinese Acupuncture and Moxibution, 1991